D1822373

होमियोपैथी चिकित्सा : विशिष्ट औषधियाँ

होमियोपैथी चिकित्सा विशिष्ट औषधियाँ

डॉ. प्रणव कुमार बनर्जी

एकांत पब्लिकेशन

ISBN ISBN : 978-81-8143-069-4

एकांत पब्लिकेशन
2/27, त्रिलोकपुरी, दिल्ली-110091
द्वारा प्रकाशित
प्रथम संस्करण : 2012

मूल्य : 230.00

जय भारत प्रिंटिंग प्रेस, शाहदरा, दिल्ली-110032
द्वारा मुद्रित

एकांत पब्लिकेशन, वाणी प्रकाशन की सहयोगी संस्था

भूमिका

प्राचीन भारत में हमारे पूर्वजों के विचारपूर्ण उपक्रमों से आयुर्वेद को एक-एक घर तक पहुँचाया जा सका था। इसी कारण आज भी दूर देहातों में, जहाँ चिकित्सा सुविधाएँ अनुपलब्ध हैं, लोग किसी न किसी रूप में जड़ी-बूटियों का सहारा लेकर रोगोपचार करने की कोशिश करते नजर आते हैं।

होमियोपैथी आयुर्वेद के 'विषस्य विषमौषधम' अथवा 'समः समं शमयति' जैसे सिद्धांतों से संपृक्त हैं। परंतु दवाओं के सूक्ष्मीकरण की नई पद्धति के कार होमियोपैथी आयुर्वेद की तुलना में एक कदम आगे की पद्धति बन गई है

लंबे समय से एक अभिलाषा रही थी कि एक ऐसा ग्रंथ लिखूँ जो होमियो को आम जनों के घरों तक पहुँचा दे।

प्रतिदिन की व्यस्तताओं से जूझते हुए अंततः अब यह ग्रंथ श्री भगवा के कृपा प्रसाद से संपूर्ण कर सका।

आशा है यह ग्रंथ हर घर को लाभ पहुँचाने में समर्थ होगा।

–डॉ. प्रणव कुमार बनर्जी

पेंड्रा-बिलासपुर, म. प्र.
पिन 495119
दूरभाष-07751-54608

अनुक्रमणिका

4. इस्क्युलस — x रैटान्हिया
5. इथूजा —
6. अल्फाल्फा — x एवेना सैटाइवा x अश्वगंधा या विदानिया सोमनिफेरा
7. एल्युमिना —
8. एनाकार्डियम — x एनाकार्डियम आक्सीडेंटलिस
9. एन्टिम क्रूड —
10. एन्टिम टार्ट —
11. एपिस मेल — xएपोसाइनम कैन x कैलि कार्ब
12. आर्जेन्ट नाइट्रिकम —
13. आर्निका — x बैलिस पेरेनिस x कैलेंडुला x लीडम x हाइपेरिकम x सिम्फाइटम
14. आर्सेनिक —
15. बैप्टिशिया —
16. बैराइटा कार्ब — x बैराइटा म्युर
17. बेलाडोना — x स्ट्रेमोनियम x हाइड्रोफोबिनस x एचिनेशिया
18. बोरेक्स —
19. ब्रायोनिया —
20. कैल्केरिया कार्ब —
21. कैल्केरिया फलोर —
22. कैल्केरिया फास —
23. कैम्फर —
24. कैन्थरिस —
25. कार्बोवेज —
26. कैरिका पेपेया —
27. कास्टिकम —
28. कैमोमिला —
29. चैलिडोनियम —
30. चायना —
31. सिना — x आटिस्टा इंडिका
32. काफिया —
33. कालोसिन्थ — x डायस्कोरिया
34. क्रैटिगस — x टार्मिनेलिया अर्जुन
35. कुप्रम मेट —

36. डिजिटेलिस —
37. डल्कामारा —
38. युफ्रेशिया —
39. फेरम फास —
40. जेल्सिमियम —
41. ग्रैंफाइटिस —
42. हैमामेलिस — x फिकस रिलिजिओसा x सैबाइना x सिकेल कार x जैन्थोजाइलम
43. हिपर सल्फ —
44. इग्नेशिया —
45. इपिकाक — x मिलिफोलियम
46. कैलिम्युर —
47. कैलिफास —
48. कैलि सल्फ —
49. लैकेसिस —
50. लाइकोपोडियम —
51. मैग्नेशिया फास —
52. मर्क साल — x मर्क कार x मर्क सियानेटस x मर्क वाइवस
53. नेट्रम म्युर —
54. नेट्रम फास —
55. नेट्रम सल्फ —
56. नक्स वोमिका —
57. ओपियम —
58. फास्फोरस —
59. फाइटोलैक्का — x फाइटोलैक्का-बेरी
60. पलसेटिला —
61. रसटाक्स —
62. सीपिया —
63. साइलिशिया — x कैल्क सल्फ
64. स्टैफिसेग्रिया —
65. सल्फर —
66. सिजीजियम — x अब्रोमा आगास्टा x सेफालांड्रा इंडिका x जिम्नेमा सिल्विस्टर
67. थूजा —

68. वेरेट्रम अल्बम —
69. जिंकम मेट —

रोग विषों से बनी विशिष्ट दवाएँ 138

(1) कारसिनोसिन —
(2) मेडोह्निनम —
(3) सोरिनम —
(4) सिफिलिनम —
(5) टयुबर्क्युलिनम — x बैसिलिनम x एवियरी

अध्याय : एक

सबसे पहले जानने योग्य

(1) आयुर्विज्ञान और होमियोपैथी

होमियोपैथी आयुर्विज्ञान (Medicine) की एक शाखा है।

शारीर (Anatomy), शरीर क्रिया विज्ञान (Physiology), विकृति विज्ञान (Pathology), औषध प्रयोग विज्ञान (Therapeutics), विष-विज्ञान (Toxicology), चिकित्सा कानून (Medical Jurisprudence), धात्री विज्ञान (Midwifery), शल्य चिकित्सा (Surgery), स्त्री रोग विज्ञान (Gynaecology), आदि शाखाएँ मिलकर 'आयुर्विज्ञान' (medicine) शब्द को संपूर्ण बनाती हैं अथवा प्रगट करती हैं। औषध प्रयोग विज्ञान (therapeutics) में विपरीत चिकित्सा (Antipathy/Allopathy) या समचिकित्सा (Homoeopathy) या आयुर्वेद-यूनानी पद्धति का औषध प्रयोग आदि का समान रूप से समावेश है।

आम प्रचलन में अंग्रेजी शब्द 'मेडसिन' का अर्थ 'दवा' या 'औषध' है। परंतु मेडसिन शब्द के तीन अर्थ होते हैं। यथा–

(1) आयुर्विज्ञान–इसकी व्याख्या ऊपर की जा चुकी है।

(2) दवा–जो शल्यक्रिया की सहायता के बगैर रोगारोग्य अथवा स्वास्थ्य रक्षण में सहयोग करती है। जिसे पथ्यापथ्य अथवा स्वास्थ्य रक्षण के अन्य उपायों जैसे–सफाई, हवा-पानी के नियम आदि से संपुष्ट किया जाता है।

(3) वह चिकित्सा संबंधी शिक्षा प्रक्रिया जो रोगों की जानकारी प्रदान करती है–इस प्रक्रिया में रोगों का कारण तत्व (Etiology), रोगों की गति प्रकृति (Clinical Course), तुलनात्मक निदान (Differential Diagnosis), औषधीय चिकित्सा (Treatment by drugs), आदि सम्मिलित होते हैं।

(2) होमियोपैथी का जन्म

होमियोपैथी के जनक जर्मनी के क्रिश्चियन फ्रेडरिक सैमुयल हैनिमन (10 अप्रैल 1755-2 जुलाई 1843) एलोपैथी के एम.डी. उपाधिधारी ख्यातनाम चिकित्सक थे। एलोपैथिक दवाओं की विषाक्तता से दुःखी होकर उन्होंने एक ऐसी औषध-प्रयोग की पद्धति खोज निकाली जो विषाक्ततारहित थी, प्रकृति के नियमों पर आश्रित थी और अल्पतम मात्रा में प्रयुक्त होकर पूर्ण आरोग्य प्रदान करने में सक्षम थी। यही पद्धति होमियोपैथी कहलाई।

होमियोपैथी को विस्तार से समझने के लिए डॉ. हैनिमन का 'आर्गेनन' सबसे पहले पढ़ना चाहिए। यह ग्रंथ लगभग सभी भाषाओं में उपलब्ध है।

(3) सैद्धांतिक आधार

बहुव्यापी चेचक कई लोगों में मोतियाबिंद अथवा अंडकोषों की सूजन उत्पन्न कर देता है। मोतियाबिंद अथवा अंडकोष की सूजन से पीड़ित व्यक्ति चेचक होने पर अपने आप मोतियाबिंद अथवा अंडकोष की सूजन से मुक्त हो जाते हैं। ऐसा इसलिए होता है **क्योंकि प्रकृति जिस शक्ति से जो रोग उत्पन्न करती है उसी शक्ति से उस रोग को दूर कर देती है।**

दवाओं में भी, चाहे वे वनौषधि हों या खनिज या जंतुविष या रोग विष प्रकृति की यही शक्ति परिपूर्णता से विद्यमान होती है। स्वभावतः स्वस्थ शरीर में दवा को विष की मात्रा में सेवन करने पर जो रोग लक्षण उत्पन्न होते हैं, उस प्रकार के रोग लक्षणों वाली बीमारी को वही दवा आरोग्य करती है।

इसी सिद्धांत पर होमियोपैथी में औषधियों का प्रयोग होता है। कंप ज्वर में कुनैन इसलिए देते हैं क्योंकि वह स्वस्थ शरीर में कंप ज्वर उत्पन्न करता है अथवा भयानक आंतरिक जलन से छटपटाते हैजा का मरणासन्न रोगी शक्तिकृत आर्सेनिक से इसलिए आरोग्य हो जाता है क्योंकि स्वस्थ शरीर में आर्सेनिक विषाक्तता ऐसी ही जलन और छटपटाहट पैदा करती है।

समान से समान की चिकित्सा। 'होमो' शब्द से ही 'होमियोपैथी' शब्द की रचना हुई। 'होमो' अर्थात् समान। तदनुसार होमियोपैथी का अर्थ 'सम चिकित्सा पद्धति' है।

(4) छोटी-छोटी खुराकें क्यों ?

सूखी घास के ढेर को जलाने के लिए कितनी आग चाहिए ? एक चिंगारी काफी होती है। जीवन के चिंतनों को बदल देने के लिए कभी दो शब्द काफी होते हैं। ऐसे शब्दों की तौल कितनी ? आयतन कितना ? तदनुसार, रोगारोग्य के लिए

आवश्यक नहीं कि रोगी के पेट को अस्पताल का छोटा-सा स्टोर रूम बना दिया जाए। होमियोपैथी में, इसीलिए सूक्ष्म मात्रा की छोटी-छोटी खुराकों से चिकित्सा की परिपाटी है।

जिस तरह आँखों से न दिखने वाले कीटाणु बड़ी-बड़ी बीमारियाँ पैदा करते हैं उसी तरह होमियोपैथी की सूक्ष्म मात्रा की दवाएँ बड़ी-बड़ी बीमारियों को दूर करती हैं।

(5) रोगी की चिकित्सा, रोग की नहीं

होमियोपैथी के जनक डॉ. हैनिमन ने कहा—"रोगी की चिकित्सा कीजिए, रोग की नहीं।" इसका तात्पर्य गंभीर है। सीमेंट रोड पर घास नहीं उगती। डॉ. हैनिमन के अनुसार प्रत्येक व्यक्ति 'सोरा' नामक एक ऐसे विष के साथ जन्म लेता है, जो त्वचा में नाना प्रकार के उद्‌भेद या इरप्शन पैदा करने में सक्षम है। यही विष अधिकांश रोगों का जनक है। प्रकृति इसे त्वचा में 'चर्मरोगों' के रूप में बाहर निकालकर शरीर के भीतरी अंगों को निरोग रखना चाहती है, पर मल्हम आदि से इसे दबा देने पर दमा जैसे कई-कई रोग शरीर को जकड़ लेते हैं। इसके साथ ही सूजाक का विष 'साइकोसिस' एवं उपदंश का विष 'सिफिलिस' रक्त में आकर सोरा से मिल जाने पर कई-कई जटिलतम रोग, जिनमें यांत्रिक विकृति आती है, जैसे कैंसर, उत्पन्न हो जाते हैं। पूर्णारोग्य की चिकित्सा में इन सभी दोषों को दूर करते हुए ही चिकित्सा देने की आवश्यकता होती है। सभी स्थितियों में सभी रोग कुछ-न-कुछ लक्षणों के साथ प्रगट होते हैं। इन लक्षणों के आधार पर ही चिकित्सा देने पर ये सभी दोष दूर होकर रोगी पूर्ण अर्थ में आरोग्य होता है। इसी से होमियोपैथी में रोगी के नख से सिर तक विद्यमान समस्त लक्षणों का पूर्ण अध्ययन करके ही चिकित्सा देना नियमानुसार माना गया है।

(6) लक्षण किसे कहते हैं ?

जिन विशेषताओं से रोगी अपने को प्रस्तुत करता है वही लक्षण कहलाता है। जैसे, आंत्रिक ज्वर के तीन रोगी हैं। तीनों का रोग एक है, पर—

पहला **रोगी इतना कमजोर है कि उठने-बैठने में भी काँपता है।** यह एक लक्षण है।

दूसरा **रोगी दर्द से इतना पीड़ित है कि तनिक भी हिलने-डुलने से अधीर हो जाता है।** यह एक लक्षण है।

तीसरा रोगी इस हद तक पीड़ित है कि **उसके मल में, मूत्र में, पसीने में, यहाँ तक कि साँस तक में प्रचंड बदबू है।** यह प्रचंड बदबू एक लक्षण है।

इन लक्षणों के आधार पर तीनों रोगियों की दवा अलग-अलग होगी। जैसे—पहले

की 'जेल्सिमियम' दूसरे की 'ब्रायोनिया' एवं तीसरे की 'बैप्टिशिया' क्योंकि ये दवाएँ स्वस्थ शरीर में लिए जाने पर इसी ढंग के लक्षण उत्पन्न करती हैं।

यह हमेशा याद रहे कि चूँकि **प्रत्येक रोग कुछ न कुछ लक्षणों की भाषा में ही बोला करता है, इसलिए होमियोपैथी में लक्षणों के आधार पर दवा दी जाती है–रोग का नाम कुछ भी हो।** रोगी शरीर के प्रत्येक अंग को एक ही रक्त पोषण देता रहता है। इसलिए विभिन्न अंगों में अलग-अलग उपद्रव उपस्थित रहने पर भी रक्तदोष दूर कर सकने पर सभी उपद्रव एक साथ दूर हो जाते है। **इसलिए 'लक्षणों की समग्रता' पर होमियोपैथी में एक ही औषधि से चिकित्सा देने का नियम है।** एक ही समय कान के लिए एक बोतल, पेट के लिए कुछ गोली-कैप्सूल, कमर के लिए इंजेक्शन और लिनिमेंट, इस तरह दवाइयों के बोझ से रोगी को लादना होमियोपैथी सिद्धांतों के प्रतिकूल है। होमियोपैथी रोगी को टुकड़ों में नहीं सोचती।

(7) रोगी के लक्षणों का संग्रह कैसे ?

प्रत्येक रोगी चिकित्सक के पास किसी-न-किसी प्रकार का कष्ट लेकर ही पहुँचता है। वह अपने उन कष्टों की ही चिकित्सा चाहता है। वह तकनीकी विशेषज्ञ नहीं होता। अपने ढंग से वह अपने सारे कष्टों के लक्षणों का वर्णन करता है। ''कहिए, आपको क्या कष्ट है ?'' ऐसा पूछने पर भी रोगी अपने कष्टों के लक्षणों को ही व्यक्त करने लगता है। उसके कष्टों के विवरणों से ही लक्षणों को प्राप्त करना पड़ता है।

[रोगी को धीरज के साथ सुना जाना आवश्यक है। रोगी की बातें धीरज और सहानुभूति से सुनने वाला चिकित्सक रोगी का विश्वास प्राप्त कर लेता है। अपने को व्यक्त करने का अवसर पाकर रोगी भी तनावों से मुक्त हो जाता है और बिना औषधियों के ही काफी हल्का महसूस करने लगता है।

एक होमियोपैथिक चिकित्सक को रोगी द्वारा अपने कष्टों का वर्णन करते समय ही सर्वाधिक निर्णायक औषधीय लक्षण प्राप्त होते है। अतः रोगी को अभिव्यक्ति का भरपूर अवसर दिया जाना उचित होता है।]

यदि रोगी के कथन से जानकारी मिलती है तो ठीक, अन्यथा प्रश्न पूछते हुए निम्नांकित बातों की सावधानीपूर्वक जानकारी ले लेनी चाहिए–

(अ) तकलीफों के आरंभ होने का कोई इतिहास, यदि हो।

(आ) तकलीफों के ह्रास-वृद्धि का समय तथा परिस्थितियाँ किस प्रकार है, (सुबह या शाम बढ़ना अथवा दबाव या सेंक से आराम, आदि)

(इ) कभी चर्मरोग हुए अथवा नहीं एवं उनकी मल्हम चिकित्सा हुई या नहीं ?

(ई) वंश में (भाई-बहन, माता-पिता, चाचा-मामा, बुआ-मौसी, आजा-आजी, नाना-नानी को) कभी इस्नोफीलिया, दमा, टी.बी., कैंसर, पागलपन, मिरगी, गठिया, मधुमेह जैसी लंबी बीमारी हुई या नहीं ?

(उ) रोगी को ठंड ज्यादा लगती है या गर्मी।

(ऊ) रोगी क्या चीज (मीठा, नमकीन, खट्टा आदि) अधिक खाना पसंद करता है ?

(ए) रोगी को कभी टीकों से परेशानी तो नहीं हुई ?

इसके बाद ही रोगी के लक्षणों के साथ सर्वाधिक करीबी औषधि के लक्षणों का मिलान करना होता है। उदाहरण—मान लीजिए कि एक रोगी कुछ दिनों से पेट दर्द से पीड़ित है। वह कहता है कि एक व्यक्ति से उसकी कुछ कहा-सुनी हो गई थी। मामला शांत तो हो गया पर गुस्सा प्रगट करने के बाद से ही उसके पेट में दर्द उठने लगा। पेट दर्द होने पर वह पेट को दबाकर सामने झुक जाने को विवश हो जाता है। क्योंकि इससे राहत मिलती है। पेट की हर तरह की जाँच हुई, कोई रोग पकड़ में नहीं आया, पर दर्द नहीं घटता। ''क्रोध से कष्ट उत्पन्न होना और पेट दबाकर सामने झुकने से दर्द में कमी' ये दोनों लक्षण 'कालोसिन्थ' नामक औषधि में हैं। इसलिए, उसकी दवा 'कालोसिन्थ' ही होगी और उसी की चंद खुराकों से वह ठीक हो जाएगा।

[होमियोपैथी चिकित्सा की सफलता के लिए आवश्यक है कि चिकित्सा करना चाहने वाला अधिक से अधिक औषधियों के विशिष्ट लक्षणों की जानकारी रखे। इसके लिए प्रतिदिन उसे 'मेटिरिया मेडिका', जिसमें औषधों का वर्णन होता है, नियमित रूप से पढ़ने रहना चाहिए।]

(8) होमियोपैथिक दवाएँ किन चीजों से बनती है ?

होमियोपैथी की दवाएँ अनेक स्रोतों से प्राप्त की जाती है। जैसे जड़ी-बूटियों से, खनिजों से, रोग विषों से, जंतु-विषों से, एक्स-रे या सूर्य किरण से, ग्रन्थि स्रावों से, आदि।

(9) होमियोपैथी की दवाएँ किस प्रकार बनाई जाती हैं ?

होमियोपैथिक दवाएँ अल्कोहल से मिलाकर या सुगर आफ मिल्क में घोंट कर मुख्य रूप से दो पद्धतियों से शक्तिकृत करके बनाई जाती हैं।

जब मूल औषधि को शक्तिकरण के लिए अल्कोहल या सुगर आफ मिल्क के साथ दस में एक के अनुपात में ली जाती है तब दशमिक शक्ति बनती है। दशमिक शक्ति को अंग्रेजी में x लिखकर प्रदर्शित किया जाता है। तदनुसार 3x, 6x का अर्थ होगा दशमिक शक्तिक्रम में बना 3 और 6 शक्तिक्रम। दशमिक शक्तिक्रम

को अंग्रेजी में 'डेसिमल पोटेंसी' कहते हैं।

जब मूल औषधि शक्तिकरण के लिए अल्कोहल या सुगर आफ मिल्क में सौ में एक के अनुपात में ली जाती है, तब शतमिक शक्ति बनती है। जब साधारण रूप में किसी औषधि में 30 या 200 या 1000 शक्तिक्रम लिखा हो तो समझना चाहिए कि वह शततमिक पद्धति की बनी हुई दवा है। शततमिक शक्तिक्रम को अंग्रेजी में 'सेंटीसिमल पोटेंसी' कहते हैं।

एक पद्धति से दवाएँ और बनती है जो आम प्रचलन में नहीं हैं, कुछ ही चिकित्सक उसका प्रयोग करते हैं। इस पद्धति में मूल औषधि पचास हजार में एक के अनुपात में बनाई जाती है। इस शक्तिक्रम को प्रदर्शित करने इसके आगे 0/ लगाकर व्यक्त करते हैं। जैसे–0/1, 0/30 शक्तिक्रम आदि। इस शक्तिक्रम में 0/30 तक ही कुछ प्रमुख दवाएँ उपलब्ध हो पाती हैं। इस शक्तिक्रम को पंचदश सहस्रतमिक या 'फिफ्टी मेलिसिमल' शक्तिक्रम या पोटेंसी कहते हैं।

शक्तिक्रमों को व्यक्त करने के लिए निम्नांकित संकेतों का बहुलता से प्रयोग होता है–

(1) C = 100 तदनुसार 2 C = 200
(2) D = 500 तदनुसार 1 D = 500
(3) M = 1000 तदनुसार 1 M = 1000
–अथवा–
(4) 10 M = दस हजार
(5) CM = एक लाख आदि
(6) DM = पाँच लाख

तरल मूल औषधि को मदरटिंचर या मूल अर्क कहा जाता है। इसे Q या Ø के संकेत से व्यक्त करते हैं। इसकी एक बूंद में 9 या 99 बूंद स्प्रिट मिलाकर दशमिक या शततमिक प्रथम क्रम तैयार किया जाता है। प्रथम क्रम की एक बूंद में फिर 9 या 99 बूंद स्प्रिट मिलाकर दूसरा क्रम तैयार करते हैं। इस तरह आगे के क्रम बनते हैं। नौवें क्रम के बाद स्पेक्ट्रोस्कोप में भी कोई औषधीय कण नहीं दिख पाता। औषधि में केवल शक्ति तरंग रह जाती है। औषधि निर्माण प्रक्रिया को पूरी तरह समझने के लिए फार्माकोपिया पढ़ें।

अध्याय : दो

दायित्व निर्वहन की ओर

(1) प्रथम चिकित्सा निदेश या पहला नुस्खा

डॉ. हेरिंग ने कहा, "तीन पाए के स्टूल पर आसानी से बैठ सकते हैं। तदनुसार तीन मुख्य लक्षणों को देखकर दवा का प्रयोग करो—सफलता जरूर मिलेगी। नुस्खा लड़खड़ाकर गिरेगा नहीं।"

कम से कम तीन लक्षणों पर दवा लिखने की आदत डालनी चाहिए। यदि तीन से अधिक लक्षण मिलते हैं तब तो कोई बात ही नहीं। सोने में सुगंध।

कई बार कई-कई औषधियों के एक साथ लक्षण मिलते हैं। उस स्थिति में उसी औषध का प्रयोग किया जाना चाहिए जिसके लक्षण सर्वाधिक हों।

(1) **शक्तिक्रम क्या दें** ?

(2) **कितनी-कितनी देर में दवा का प्रयोग करें** ?

इन प्रश्नों के उत्तर में जाने के पूर्व ध्यान रखने की आवश्यकता है कि संपूर्ण रोगों का विभाजन दो भागों में किया गया है—

(1) तीव्र रोग (Acute disease)—जिसमें रोगाक्रमण हल्के या तेजी से अथवा भयानक वेग से होता है और रोग कुछ समय या दिन या कुछ सप्ताह या कुछ माहों की अवधि तक रोगी को तंग करके छोड़ देता है अथवा रोगी को समाप्त कर देता है। जैसे खसरा, चेचक, हैजा, आंत्रिक ज्वर, हूपिंग कफ आदि। कई नए रोग बिना दवा के भी ठीक हो सकते हैं।

(2) जटिल रोग (Chronic disease)—जिसमें रोग का विकास धीमा होता है और जड़ें बहुत गहरी होती हैं। सालों रोगी को तंग करते हैं और कभी भी बिना लंबी अवधि की चिकित्सा के ठीक नहीं होते। जैसे दमा, गठिया, कैंसर, मधुमेह, मिरगी, एड्स आदि।

अब, इस विवेचन से स्पष्ट हो जाता है कि तीव्र रोगों में, रोग की प्रवृत्ति अल्पावधि में रोगी को समाप्त कर देने की भी होती है। स्वभावत : **तीव्र रोगों**

में दवा का प्रयोग बार-बार करना पड़ता है। हैजा जैसी बीमारियों में जब रोगी की जीवनीशक्ति (Vital Force) का तीव्र गति से पतन होने लगता है, चुनी हुई दवा का प्रयोग 5-5 या 15-15 मिनट में भी किया जाना आवश्यक हो जाता है। अन्यथा साधारण रूप में 2 से 4 घंटों के अंतर से दवा दी जा सकती है। प्रतिक्रिया प्राप्त होते ही दवा बंद करनी पड़ती है। किसी-किसी रोगी में पहली खुराक से ही अनुकूल प्रतिक्रिया प्राप्त हो जाती है।

जटिल रोगों में दवा का प्रयोग प्रायः जल्दी-जल्दी करने की आवश्यकता नहीं होती। एक-दो खुराक समुचित शक्ति की दवा देकर औषधीय प्रतिक्रिया देखने के लिए एकाधिक दिन अथवा एक-दो-तीन सप्ताह तक भी आवश्यकतानुसार प्रतीक्षा करनी चाहिए। जटिल रोगों में दवा का दुबारा दिया जाना तब आवश्यक होता है जब औषध की क्रिया समाप्त होने की स्थिति में आ जाए अथवा प्रतिक्रिया समुचित प्रतीक्षा के बाद भी संपूर्णता से प्राप्त न हो।

तीव्र अथवा जटिल रोगों में दवा का चुनाव ठीक होने पर भी, कई बार रोगी की आंतरिक धातुगत बाधाओं के कारण इच्छित-प्रतिक्रिया अनुपस्थित रहती है। ऐसी स्थिति में, सल्फर जैसी सोरा दोषनाशक दवा की एक-दो खुराक 2-4 घंटों के अंतराल पर देकर कुछ घंटों बाद चुनी गई दवा का पुनर्प्रयोग करने से इच्छित लाभ प्राप्त होना संभव होता है।

बहुत से चिकित्सक तीव्र अथवा जटिल रोगों में समान रूप से निम्न शक्तिक्रम की दवा बार-बार 3-4 घंटों के अंतराल पर देना उचित समझते हैं। जैसे संधिवात में लक्षण मिलने पर 4-4 घंटों के अंतराल पर रसटाक्स 3 या 30 देना अथवा हूपिंग कफ में ड्रासेरा 1x प्रति 4 घंटे में देना। वे ऐसा तब तक करना उचित समझते हैं जब तक अनुकूल प्रतिक्रिया न हो। अनुकूल प्रतिक्रिया होते ही दवा बंद कर देते हैं। ऐसा प्रयोग करते हुए ध्यान रखना चाहिए कि औषध दिए जाने का समय अनुरक्षित (Maintain) हो। **अनेक औषधियाँ निम्न शक्तिक्रम में विषाक्ततापूर्ण होती है। इसलिए 1x, 2x या 3x जैसी दवाओं का उपयोग भरपूर जानकारी के बगैर नहीं करना चाहिए। निम्न शक्तिक्रम में आम प्रयोग की दवाओं का 6, 12 या 30 शक्तिक्रम सुरक्षित रहता है।**

जहाँ तक शक्तिक्रमों के निम्न, मध्य या उच्च होने का सवाल है, ध्यान रखना चाहिए कि **30 शक्तिक्रम तक ही दवाएँ निम्नक्रम, 200 या 500 शक्तिक्रम की दवाएँ मध्य शक्तिक्रम एवं 1000 तथा अधिक शक्तिक्रम की दवाएँ उच्च शक्तिक्रम की मानी जाती है।**

दुर्बल-जटिल रोगियों को उच्चक्रम न देकर निम्नक्रम बार-बार देना अधिक सुरक्षित होता है। महिलाओं का शरीर नाजुक होता हैं इसलिए उन्हें बहुत अधिक उच्चशक्ति न देना ही ठीक है। बच्चों की जीवनीशक्ति तीव्र होती हैं। उनकी

तथा हृष्ट-पुष्ट लोगों की उच्चशक्ति क्रम से ही चिकित्सा वांछनीय होती है। उच्च शक्तिक्रमों से रोगी के आनुवंशिक दोष दूर हो सकते हैं। तरुणाई तक की चिकित्सा आनुवंशिक दोषों को दूर करने की चिकित्सा में सर्वाधिक सहयोगी होती हैं। मानसिक रोगों में, जब रोगों की तीव्रता मन के स्तर पर आ जाती है, उच्च शक्तिक्रम उपयोगी होते हैं। तीव्र रोगों में, जब रोगी जीवन और मृत्यु के बीच झूलने लगता है, उच्चक्रम देना चाहिए। परंतु जटिल रोगों में रोग की गंभीर स्थितियों में उच्चक्रम देने पर रोगी की मृत्यु भी हो सकती है।

एक निश्चित क्रम के प्रयोग के बाद लाभ होना रुक जाने पर, अगले उच्च शक्ति क्रम का प्रयोग करना चाहिए। जैसे, 6ठें शक्तिक्रम से लाभ हुआ। फिर लाभ होना बंद हो गया। तब 12 या 30 शक्तिक्रम देना चाहिए।

होमियोपैथी दवाएँ, वास्तविक चुनाव हो जाने पर, सभी शक्तिक्रमों में लाभ पहुँचाती हैं। ये दवाएँ शरीर में समान द्वारा समान की चिकित्सा के सिद्धांतों के अनुरूप शरीर में विद्यमान लक्षणों के समान औषधीय लक्षण उत्पन्न करती हैं। यह कुछ इस प्रकार की बात है जैसे पहलवानों के दाँव-पेंचों से प्रशिक्षित एक पहलवान पर समान रूप से प्रशिक्षित दूसरे पहलवान के हावी होने का प्रयास। जो पहलवान किंचित अधिक बलशाली व प्रशिक्षित होता है, वह विजयी होता है। उसी तरह जब औषधीय लक्षण रोग लक्षणों से किंचित अधिक बलशाली होते हैं, तो रोग लक्षण पराभूत होते हैं। किंचित अधिक बलशाली औषधीय लक्षणों के शरीर में विकसित होने की स्थिति में, रोगी के कुछ रोग लक्षणों में कुछ वृद्धि नजर आने लगती है। इन्हें ही 'होमियोपैथी रोग वृद्धि' कहते है। आरोग्यकारी चिकित्सा में होमियोपैथिक रोग वृद्धि आम होती है। होमियोपैथिक रोग वृद्धि के समय सभी दवाएँ बंद कर देनी होती हैं। यह आरोग्य के आरंभ की निशानी होती है। यह वृद्धि अल्पकालीन होती है। पर कभी-कभी दो-तीन दिनों तक भी स्थाई होती है जो कि स्वयंमेव समाप्त हो जाती है। यदि ऐसी वृद्धि जारी ही रहे तो उसे 'औषधीय रोग वृद्धि' के बदले 'वास्तविक रोग वृद्धि' मानकर उसकी समुचित चिकित्सा करनी होगी।

जहाँ तक शक्तिक्रम प्रयोग का सवाल है 6, 30 एवं 200 शक्तिक्रम में से ही चिकित्सा की आदत डालनी चाहिए। डॉ. **केंट ने कहा था ''मैं तलवार में धार लगाते हुए हब्शियों के कमरे में रहना पसंद करूँगा, परंतु उन होमियोपैथिक चिकित्सकों के साथ नहीं, जो बिना समझे-बूझे उच्च शक्तिक्रमों का प्रयोग करते हैं।''** उनके कथन में एक स्पष्ट चेतावनी है। उसे हमेशा याद रखना चाहिए। अत्यंत दुर्बल रोगियों को दवा कभी भी अधिक उच्च शक्तिक्रम में नहीं देना चाहिए क्योंकि उससे उत्पन्न 'होमियोपैथिक रोग वृद्धि' का वेग वे सहन नहीं कर सकते। रोगी की मृत्यु भी हो सकती है। **उपशमात्मक चिकित्सा में उच्च शक्तिक्रम न देने पर 'रोग वृद्धि' का प्रायः कोई भय नहीं होता।**

नई बीमारियों में 6 या 30 या 200 शक्तिक्रम तक की दवाएँ प्रतिक्रिया प्राप्त करने तक बार-बार देकर एवं पुरानी बीमारियों में 200 शक्तिक्रम की दवाएँ प्रतिक्रिया प्राप्त करने तक प्रति सप्ताह एक-एक खुराक देकर चिकित्सा देने की परंपरा एक झंझट रहित सुगम परंपरा है। हाथ सध जाने के बाद आगे की शक्तियों पर बढ़ा जा सकता है अथवा शक्तिक्रमों का नाना प्रकार से प्रयोग किया जा सकता है। **डॉ. ब्रायंट की इस चेतावनी को हमेशा याद रखना चाहिए–"चिकित्सा काल में बार-बार दवाएँ बदलना एक दयनीय एवं दुष्टतापूर्ण पद्धति है।"** दवा केवल उसी समय बदलना चाहिए जब प्रयुक्त दवा से लाभ मिलना संभव न हो।

प्रारंभ में कुछ विफलताएँ संभव हैं। इससे निराश न होकर लगे रहने पर होमियोपैथी की सफलताएँ अनिवार्यतः प्राप्त होंगी। किसी के इस कथन में काफी दम है कि–एलोपैथी का चिकित्सक आरंभ की तिथि में ज्यादा जमता है, बाद में उखड़ जाता है। पर होमियोपैथिक चिकित्सक पहले-पहल उखड़ा-सा रहता है, किंतु जैसे-जैसे उसकी उम्र बढ़ती जाती है, उसके इर्द-गिर्द रोगियों की भीड़ ज्यादा जमती जाती है।

(2) द्वितीय चिकित्सा निदेश या दूसरा नुस्खा

प्रथम चिकित्सा निदेश या पहला नुस्खा (First Prescription) के बाद के सभी नुस्खे 'दूसरा नुस्खा' (Second prescription) कहलाएँगे। 'दूसरा' शब्द 'पहला' शब्द के बाद आता है। अर्थात 'दूसरा' शब्द 'पहला' शब्द का अनुगामी होता हैं तदनुसार, स्वाभाविक रूप में, 'दूसरा नुस्खा' 'पहला नुस्खा' का अनुगामी होगा। याने, 'दूसरा नुस्खा' 'पहला नुस्खा' की कमियों को दूर करने के लिए अथवा उसे आधार देने के लिए ही होगा।

मान लिया जाए कि किसी रोगी को 200 शक्ति की दवा दी गई। अब सप्ताह भर उसे दवा नहीं दी जानी है परंतु रोगी एक खुराक पर सप्ताह भर निर्भर रहने की स्थिति में नहीं है। तब उसे औषधविहीन चूर्ण या टिकिया देते रहना होगा, जिन्हें प्लेसिबो कहते हैं। औषधविहीन दवाएँ दी गई मूल औषध की अनुगामिनी कहलाएँगी। मान लें कि पहला नुस्खा चिकित्सा निदेश लिखने के समय उसे तीन दिनों के लिए औषधविहीन दवाएँ लिखी गईं, चौथे दिन रोगी को फिर दवा लिखनी है। अभी मूल औषधि का परिणाम सामने नहीं आया। तीन दिन के लिए और औषधविहीन दवाएँ लिखी जाएंगी, वह 'दूसरा नुस्खा' के अंतर्गत मानी जाएगी। एक कोर्स दवा लेने के बाद जो भी आगामी दवाएँ लिखी जाएंगी वह सब दूसरा नुस्खा के अंतर्गत होंगी।

कई बार शक्तिक्रम का गलत प्रयोग हो जाने पर अनावश्यक रोग वृद्धि हो जाती है। इस स्थिति में ऐसी दवा लिखनी होगी जो प्रयुक्त औषधि के लक्षणों

को समाप्त कर दे। ऐसी स्थिति में 'दूसरा नुस्खा' 'पहला नुस्खा' की त्रुटि-सुधार के लिए लिखा जाएगा। कौन-सी औषधि किस औषधि का प्रभाव समाप्त करती है, मोटे तौर पर सभी अच्छी मेटिरिया मेडिकाओं में इसकी सूची रहती है।

कई बार चिकित्सा कार्यों की व्यस्तता के बीच जल्दबाजी में औषध प्रयोग हो जाती है और उनको बदलना आवश्यक हो जाता है। स्वभावतः इन परिस्थितियों में भी 'दूसरा नुस्खा' का काम उचित दवा की व्यवस्था करना होगा।

कई बार रोगी अपनी भूल से नए लक्षणों को जन्म दे देते हैं। मान लिया जाए, उसे गाँठों की सूजन के लिए दवाएँ दी जा रही है। उसने समोसे या रबड़ी खाकर अतिसार पैदा कर लिया। इस स्थिति में इस नए उपद्रव को ठीक करना 'दूसरा नुस्खा' का काम होगा। डॉ. नीलमणि घटक का कथन है कि उच्च शक्तिक्रम से चिकित्सा होते समय यदि इस प्रकार की परिस्थितियाँ उत्पन्न होती है तो 6वें क्रम से चिकित्सा करनी चाहिए। इससे उच्चशक्ति का प्रभाव भी नहीं घटता और लक्षण भी प्रदमित (Suppressed) नहीं होते अर्थात दबते नहीं। इसे मैं उचित मानता हूँ।

द्वितीय चिकित्सा निदेश या 'दूसरा नुस्खा' एक चिकित्सक की कुशलता के लिए चुनौती स्वरूप होता है। क्योंकि उसके द्वारा लिखित 'पहला नुस्खा' को 'दूसरा नुस्खा' ही परिपूर्णता की ओर ले जाता है। इसलिए 'दूसरा नुस्खा' का अपने ढंग का महत्त्व होता है।

यदि एक वर्ष तक चिकित्सा देते हुए किसी चिकित्सक ने किसी रोगी के लिए 20 बार दवाएँ लिखीं तो उसे पहला, दूसरा, तीसरा, चौथा, दसवाँ, बीसवाँ नुस्खा नहीं कह सकते। सहजता की दृष्टि में 'पहला नुस्खा' के बाद के सभी नुस्खों को 'दूसरा नुस्खा' के अंतर्गत लेना होगा एवं सभी को 'दूसरा नुस्खा' या द्वितीय चिकित्सा निदेश जैसे कहना होगा।

(3) मिश्रित औषधियाँ कभी नहीं।

आजकल होमियोपैथी में भी मिश्रित दवाओं की बाढ़ आ गई है। अनेक कथित महाविद्यालयीन शिक्षा प्राप्त चिकित्सक भी इनके पीछे दौड़ने लगे हैं। मिश्रित औषधियों की प्रशंसा करने वाले लोग प्रायः निम्नांकित वर्ग के लोग होते हैं। यथा–

(1) वे औषधि निर्माता, जिन्हें रोगियों के शुद्ध आरोग्य से बहुत कम मतलब है।

(2) वे लोग, जो किसी न किसी प्रकार कोई न कोई रजिस्ट्रेशन जुटाकर मैदान में है और अर्थागम के लिए होमियोपैथी एलोपैथी आयुर्वेदिक पेटेंट दवाएँ खोजने को चिकित्सा कार्य का अंतिम लक्ष्य समझते हैं।

(3) वे लोग, जो डिग्री-डिप्लोमा के बावजूद अध्ययन की अपूर्णता से आत्मविश्वासहीन हैं।

(4) वे लोग, जो चिकित्सक नहीं हैं, अपितु चिकित्सक की ख्याति चाहते हैं, और शुद्ध होमियोपैथी में रुचि रहने पर भी पूरी तरह होमियोपैथी में दखल नहीं रखते।

विनोदपूर्ण ढंग से कहें तो मिश्रित दवाएँ मिली-जुली सरकारों की तरह होती हैं जो गुणात्मकता में कमजोर होती हैं, और रोगियों के हितों की लक्ष्य पूर्ति के पहले ही समाप्त हो जाती हैं। चूँकि इन औषधियों की स्वस्थ शरीर में 'प्रूविंग' नहीं हुई होती है इसलिए इन्हें होमियोपैथक कहना ही भूल है।

यह ध्यान रखना उचित होगा कि होमियोपैथी ने अपने जन्मकाल 1796 से अब तक दो शताब्दियों की जो यात्रा संपन्न की है उसमें आधारभूत रूप में एकल औषधियों की तपस्या ने ही उसे आगे बढ़ने की शक्ति दी है। जर्मनी-अमेरिका में मिश्रित दवाओं ने होमियोपैथी को नुकसान में सहयोग किया है। अतः मिश्रित औषधों से प्रयत्नपूर्वक बचना चाहिए।

(4) सफल-सरल चिकित्सा की आधारभूत दवाएँ

इन दिनों होमियोपैथी में नई-नई दवाओं का समावेश हो रहा है एवं होमियोपैथी लगभग 2500 स्वतंत्र औषधियों के विशाल भंडार से समृद्ध भी हो चुकी है। इतनी सारी औषधियों का अध्ययन अथवा उनका प्रयोग एक जटिल कार्य है। इस जटिलता को कम करने में होमियोपैथी में रेपर्टरी का प्रचलन हुआ एवं आजकल कम्प्यूटर का भी प्रयोग होने लगा है।

परंतु होमियोपैथी के विशाल औषध भंडार में प्रवेश और संचालन किस बिंदु से हो इन बातों का मार्गदर्शन न कंप्यूटरों के पास है, न रेपर्टरियों के पास।

यदि किसी यंत्र की धुरी ठीक हो तो वह कितना ही वजन लेकर आराम से घूम जाता है। उसी तरह, अध्ययन और निर्णय की धुरी ठीक हो तो कोई भी व्यक्ति विशाल होमियोपैथिक मेटेरिया मेडिका का उपयोग बिना किसी झंझट के कर सकता है।

स्वभावतः आवश्यक है कि इस बात का आधारभूत ज्ञान हो कि होमियोपैथिक औषध भंडार में किन औषधियों के अध्ययन के साथ आगे बढ़ें।

डॉ. जे. ए. क्लार्क ने बहुत पहले कहा था कि कुल 13 औषधियों में सिद्धहस्त होने पर संपूर्ण मेटिरिया मेडिका में आसानी से अधिकार हो सकता है। उन्होंने तेरह औषधियों में जिन औषधियों के नाम गिनाए, वे निम्नानुसार हैं–

1. एकोनाइट
2. आर्सेनिक
3. बेलाडोना
4. बायोनिया
5. केल्केरिया कार्ब
6. चायना
7. हिपर सल्फर
8. लाइकोपोडियम

9. नक्स वोमिका
10. पल्सटिला
11. साइलिशिया
12. सल्फर
13. थूजा

मैंने अनुभव से सीखा है कि इस सूची में निम्नांदि गैषधियों का संयोजन करना उचित है–

यथा–

1. आर्निका
2. कैम्फर
3. कालोसिन्थ
4. कैमोमिला
5. कार्बोवेज
6. डल्कामारा
7. जेल्सिमियम
8. इपिकाक
9. मर्कसाल
10. फास्फोरस
11. ओपीयम
12. रस टाक्स
13. वेरेट्र एल्बम

इनके अतिरिक्त होमियोपैथी-बायोकेमी में समान रूप में प्रयुक्त निम्नांकित औषधियों को सम्मिलित किया जाना भी उपयोगी है।

1. कैल्केरिया फास
2. फेरम फास
3. कैलिम्युर
4. कैलिफास
5. मैगफास
6. नेट्रम म्युर
7. नेट्रम सल्फ

यदि कोई व्यक्ति उपर्युक्त 33 दवाओं का ठीक-ठीक अध्ययन कर लेता है तो उसे अवश्य ही मेटिरिया मेडिका की विशालता भयभीत नहीं करेगी। वरन् वह इन तैंतीस दवाओं के भरोसे अनेक रोगों की यथोचित-चिकित्सा की योग्यता हासिल कर लेगा। उसे मिश्रित दवाओं की ओर झुकने की आवश्यकता ही न होगी।

होमियोपैथी की मेटिरिया मेडिका केवल मेटिरिया मेडिका न होकर तुलनात्मक मेटिरिया मेडिका हुआ करती है। स्वभावतः उपर्युक्त 33 औषधियों के अध्ययन काल में अध्येता को अन्य अनेक औषधियों का भी आसानी से ज्ञान होगा।

कन्याकुमारी से दिल्ली तक की यात्रा यात्रारंभ के पूर्व अनेक प्रकार की असुविधाओं की कल्पना दे सकती है। पर यात्रारंभ के बाद प्रत्येक अगला स्टेशन यात्री के उत्साह को बढ़ाता है।

जो होमियोपैथिक औषध प्रयोग में सिद्धहस्त होना चाहते हैं, उत्साह के साथ इस ओर आएँ और उपर्युक्त 33 औषधों के अध्ययन से प्रारंभ करें। पीड़ित मानवता की होमियोपैथिक सेवा में उन्हें ईश्वर की कृपा उन्मुक्त रूप से प्राप्त होगी ऐसा मेरा विश्वास है।

(इसके आगे नित्य प्रयोजनीय शताधिक औषधियों का सरल अध्ययन प्रस्तुत कर रहे हैं जिनमें उपर्युक्त 33 दवाएँ सम्मिलित हैं।)

अध्याय : तीन

नित्य प्रयोजनीय विशिष्ट औषधियाँ

(1) एसिड नाइट्रिक

इसका पूरा नाम 'एसिडम नाइट्रिकम' है।

उन दुर्बल लोगों के लिए इसकी विशेष आवश्यकता होती है, जो प्रायः सर्दी और अतिसार याने पतले दस्त से पीड़ित होते हैं।

निम्नांकित लक्षणों के रहने पर यह औषधि विशेष लाभ पहुँचाया करती है–

(1) नुकीला पदार्थ चुभते रहने जैसा दर्द। गले के कष्ट में हो या बवासीर में या किसी प्रकार के घाव में। यह दर्द रह-रह कर होता है।

(2) स्पर्श मात्र से घावों से रक्तस्राव की प्रवृत्ति। (यदि इसके साथ नुकीले पदार्थ की सी चुभन रहे तो सोने में सुगंध जैसी स्थिति होगी और एसिड नाइट्रिक से आरोग्य होगा।) दुर्गंध युक्त घाव।

(3) मल त्यागने के बाद प्रचंड दर्द। पतला मल निकलने के बाद भी। यह दर्द मलोत्सर्जन के घंटे-दो घंटे बाद तक रहता है और रोगी अस्थिरता से हलचल करता रहता है। साथ में जलन भी रह सकती है।

(4) गाड़ी की सवारी करते समय रोग लक्षणों में कमी आना। जैसे बहरापन कम होना, मिरगी का दौरा न पड़ना, मानसिक लक्षणों की उग्रता में कमी आना आदि।

(5) स्रावों में प्रचंड दुर्गंध रहना। तदनुसार, सर्दी स्राव में, लार में, कान के मवाद में, प्रदर में, हाथ-पाँवों के पसीने में, पेशाब में दुर्गंध। पेशाब घोड़े की पेशाब जैसी तीव्र कटु गंधयुक्त होता है।

(6) श्लेष्मिक झिल्ली और त्वचा के संयोग स्थलों में दरार और घाव। यथा ओठों के कोनों में, नथुनों के पास, योनि के संयोग स्थल में। (नेट्रम म्युर की तरह)

(7) आंत्रिक ज्वर या टाइफायड फीवर में प्रचंड कमजोरी के साथ आंतों से उजले रंग का अत्यधिक स्राव होना। रक्तमूत्र।

एसिड नाइट्रिक सोरा, साइकोसिस और सिफिलिस इन तीनों दोषों को दूर करने में सक्षम दवा है। विशेषतः उपदंश या सिफिलिस के प्रभाव को विशेषता से दूर करती है। कई बार जब एलोपैथी चिकित्सकों द्वारा पारा द्वारा चिकित्सा होती है अथवा होमियोपैथी में शक्तिकृत पारा (मर्क्युरियस) का अनुचित प्रयोग होता है तो रोगी को पारा के दुष्प्रभावों से बचाते हुए आरोग्य करने का सवाल सामने आ जाता है। ऐसी स्थिति में, पारा के दुष्प्रभावों को समाप्त करते हुए रोगारोग्य करने के लिए सबसे पहले इसी दवा का प्रयोग करना पड़ता है। एसिड नाइट्रिक पारा दोष समाप्त करके उपदंश अर्थात गर्मी अथवा सिफिलिस को भी समाप्त करने की क्षमता रखती है। इस औषधि के प्रयोग के पूर्व ऊपर वर्णित लक्षणों में रोगी के लक्षणों का सादृश्य खोज लेना उचित है।

एक अट्ठाइस वर्षीय रोगी डेढ़ वर्ष से खूनी बवासीर से पीड़ित था। मलोत्सर्जन के समय प्रचंड दर्द होता व मलद्वार में बाद में जलन रहती थी। एसिड नाइट्रिक 200 की एक खुराक से आराम आ गया।–डॉ. जे. एच. क्लार्क।

दो वर्ष की लड़की। बाएँ कान से पीलापन लिया हुआ सफेद मवाद निकलता था। दाहिनी आँख से बहुत अधिक आँसू निकलता–कुछ सफेद श्लेष्मा भी, रक्त मिश्रित। दाहिनी निचली पलक जलपूर्ण थैली जैसी थी। लड़की दुर्बल थी और बहुत रोती थी। मैं एपिस और आर्सेनिक पर विचार करते हुए ह्रास वृद्धि पर सोच रहा था। तभी उसकी माँ ने बतलाया कि उसको पेशाब कम होती थी और वह घोड़े की पेशाब जैसी अत्यधिक कटु गंधयुक्त थी। मैंने एसिड नाइट्रिक 200 शक्तिक्रम में दी। अल्पावधि में उसके सभी कष्ट दूर हो गए।–डॉ. जे. टी. केंट।

एक रोगी जो आंत्रिक ज्वर से पीड़ित था, अत्यधिक कमजोरी और आंतों के रक्तस्राव से पीड़ित था, एलोपैथी चिकित्सकों के प्रयासों को नकारता हुआ मरणोन्मुखी हो गया था, एसिड नाइट्रिक 200 की एक खुराक से दुरुस्त हो गया।–डॉ. के. सी. भंज।

शक्तिक्रम–30 और 200 अधिकाधिक प्रयुक्त।

ह्रास-वृद्धि–सायंकाल, रात, ठंडी आबोहवा तथा गरम मौसम में वृद्धि। गाड़ी की सवारी से आराम।

(2) एसिड फास

इसका पूरा नाम 'एसिड फास्फोरिकम' है।

यह वीर्य क्षय से, हस्तमैथुन के कारण या अत्यधिक स्त्री संसर्ग के कारण उत्पन्न कमजोरी और तद्जन्य रोगों की श्रेष्ठ दवा है। जल्दी-जल्दी स्वप्नदोष होना यहाँ तक कि एक ही रात में कई बार स्वप्नदोष हो जाना। पाखाने के लिए वेग देने पर चिकने तरल पदार्थ का निकल आना। यौनशक्ति की कमी। हस्तमैथुन

की तीव्र इच्छा। अंडकोषों में सूजन और दर्द। आँखों के किनारे काले पड़ जाना। स्मरण शक्ति की कमी, अध्ययन काल में विचारों की भीड़, पढ़ाई की बातें भूल जाना। साहसहीनता। समाज में जाने से कतराना। सिर घूमना, सिर दर्द। नजर मिलाकर बातें करने की असमर्थता। अपने चारों ओर के परिवेश के प्रति उदासीनता। मन न लगना। हाजमे की कमी। इन स्थितियों में यह एक श्रेष्ठ दवा के रूप में रोगी को राहत देती है। उचित समय पर प्रयोग होने पर अनेक नौजवानों को यह दवा यक्ष्मा की ओर जाने से बचा लेती हैं।

चायना के अध्याय में बतलाया गया कि शरीर के रस रक्त के क्षय से उत्पन्न रोगों की 'चायना' एक श्रेष्ठ दवा है। तात्कालिक मामलों में 'चायना' ही दी जानी चाहिए। पुराने हालत में 'एसिड फास' उपयोगी है।

एसिड फास उन रोगियों में ज्यादा कारगर होती है जो तेजी से बढ़ते हैं, जिन पर शारीरिक व मानसिक परिश्रम का बोझ होता है और जो जीवन रस के क्षय से क्रमशः दुर्दशाग्रस्त हो जाते है। पहले मानसिक अवसाद आना, फिर शारीरिक कमजोरी आ जाना।

किसी-किसी रोगी में हस्तमैथुन से वीर्यक्षय के परिणाम स्वरूप वीर्य के शुक्राणुओं की कमी होकर संतानोत्पादन की शक्ति घट जाती है। एसिड फास में शुक्राणुओं की मात्रा पुनः सामान्य करने की शक्ति होती है।

संयमित जीवन धारण के संकल्प के साथ इस औषध के प्रयोग से स्थायी लाभ होना संभव है।

निम्नांकित विशेष लक्षणों में भी इस दवा का प्रभाव आरोग्यकारी होता है—

(1) बार-बार अधिक मात्रा में स्वस्छ जल की तरह पेशाब होना विशेष कर रात में। बहुत प्यास। शरीर जीर्णशीर्ण।
इस लक्षणों के आधार यह मधुमेह की एक विशिष्ट औषधि सिद्ध हुई है। शय्या मूत्र में बहुत अधिक मात्रा में पेशाब होने पर भी यह दवा आरोग्यकारी होती है।

(2) पेशाब का दूधिया सफेद होना या मठा जैसा होना ।
इस लक्षण के आधार पर 'काइल्युरिया' जैसी बीमारी भी इसने आरोग्य की।

(3) मल का रंग सफेद होना। अथवा पुराना अतिसार—बार-बार पतली टट्टियाँ होने पर भी रोगी का कमजोर न होना। यह एक विशेषता पूर्ण लक्षण है। एसिड फास कमजोर रोगियों की दवा है। पर अतिसार में, जबकि कमजोरी नहीं होती, एसिड फास आरोग्यकारी होती है।

(4) मन से कोमल। प्रेम की विफलता से पीड़ित या पारिवारिक स्नेह प्राप्त करने की असमर्थता से दुखी। साथ में दुर्बलता।

रैटिन्हिया 2 घंटे से लेने के लिए कहा गया। तेजी से लाभ हुआ। आगे प्लैसिबो के अतिरिक्त अन्य औषधियों की आवश्यकता नहीं हुई। (लेखक)

शक्तिक्रम—30 एवं 200 शक्तिक्रम। अनेक चिकित्सक निम्नक्रम के पक्षपाती।

ह्रास-वृद्धि—हिलने-डुलने अथवा चलने से वृद्धि। ठंडी हवा में आराम।

(5) इथूजा

इसका पूरा नाम 'इथूजा सिनैपियम' है।

यह बच्चों की एक प्रसिद्ध औषधि है।

दूध पीने के बाद ही हड़बड़ाकर उल्टी हो जाना और बच्चे का सुस्त हो जाना इसके प्रयोग का विशेष लक्षण है। कई बार जब पीने के बाद दूध आमाशय में कुछ देर रुक जाता है और फिर वमन होता है तो दही के बड़े-बड़े थक्के जैसे निकलते हैं। ऐसा थक्का वाला वमन भी इथूजा का विशेष लक्षण है।

बच्चों के अकड़न की भी यह एक विशिष्ट दवा है। परंतु केवल इन अकड़नों की स्थिति में लाभदायक है जिसमें आँखें नीचे की ओर घूम जाती हैं। यह स्थिति अनेक बार अनियंत्रित शिशु विसूचिका में प्राप्त होती है जब हरे रंग के पतले दस्ते और उदरशूल के साथ अकड़न पैदा हो जाती है।

वमन, दही जैसे थक्कों के साथ, बोतल का दूध पिलाने के बाद ही। साथ में हरे रंग का पतला दस्त। इथूजा 200 से ठीक हो गया।—डॉ. एच. व्ही मिलर।

शिशु हैजा। अनायास वमन के साथ आरंभ। पीले रंग का द्रव निकलने के बाद वमन में दही जैसा थक्का निकलना। इथूजा 200 के प्रथम औषध निदेश से ही ठीक हो गया।—डॉ. सी.सी. स्मिथ।

एक माह का शिशु। बोतल से दूध पिलाया जा रहा था। लगातार वमन से पीड़ित था। साथ में अकड़न, पश्चात वक्रता के साथ। इथूजा 30 से तेजी से आराम आ गया।—डॉ. हाटन।

शक्तिक्रम—30 एवं 200 अधिकाधिक प्रयुक्त।

ह्रास-वृद्धि—प्रातः 3 से 4 बजे, सायंकाल एवं गरमी के मौसम में वृद्धि। खुली हवा में ह्रास।

(6) अल्फाल्फा

कई रोगियों को 'टानिक' शब्द से बड़ा प्रेम होता है। वे चाहे जब चिकित्सक से 'कोई न कोई टानिक' देने के लिए निवेदन कर बैठते हैं। वस्तुतः 'टोनअप' शब्द से 'टानिक' शब्द की उत्पत्ति हुई हैं। जो दवा शरीर को 'टोन-अप' कर दे अर्थात 'शक्तिपूर्ण' कर दे वही दवा 'टॉनिक' होती है। क्या किसी कैंसर रोगी को बाजार

की अच्छी से अच्छी कथित टानिक की शीशी 'शक्तिपूर्ण' कर पाएगी ? कतई नहीं। असल में जब तक रोग बना है तब तक उसके लिए वास्तविक टानिक केवल वही दवा होगी जो उसके मूल रोग को दूर कर दे। रोगारोग्य हो जाने के बाद प्रकृति इतनी क्रियाशील हो जाती है कि रोगी के शरीर में शक्ति का स्रोत फूट पड़ता है जैसे कि बाँध टूट जाने पर रुकी हुई जलधारा। फिर भी कुछ परिस्थितियों में कुछ दवाएँ रोगी के शरीर की क्षतिपूर्ति में प्रकृति को विशेषता से सहयोग करती है। जैसे रक्तस्राव से दुर्बल हुए रोगी को 'चायना' का जल्दी से चंगा करने में सहयोग करना। (इस संबंध में चायना का अध्याय अवश्य देखें। साथ में इपिकाक भी। इन्हें ध्यान में रखकर कुछ दवाओं का रोगारोग्य के बाद अथवा स्वतंत्र रूप में उपयोग संभव है।)

होमियोपैथी औषध भंडार में अल्फाल्फा, एवेना सैटाइवा और विदानिया सोमनिफेरा ऐसी दवाएँ है जिनका बलवीर्य वर्धन के लिए इस्तेमाल किया जाता है, इन्हें साधारण भाषा में टानिक की श्रेणी में रखा जा सकता है।

(क) अल्फाल्फा

दुर्बल रोगियों के लिए यह एक अच्छी दवा है। बाजार के लौहादि घटित दवाओं से कई गुना अधिक श्रेष्ठ। दुर्बल ऊतकों या टिशुओं को सबल बनाकर रोगी का वजन बढ़ाने में यह अति श्रेष्ठ है। रोगारोग्य के बाद इसके सेवन से शरीर तेजी से सबल और पुष्ट बनता है। प्रसव के बाद प्रसूता को देने पर बच्चे के लिए दूध की मात्रा बढ़ती है और उसका गुण भी बढ़ता है। दुर्बल व सूखे हुए बच्चों के लिए भी यह उपकारी होता है। इसका मूल अर्क सेवन करते हैं। पाँच से दस बूंद दवा वयस्कों के लिए प्रति 4 घंटे से एक चम्मच जल के साथ। बच्चों को आधी या चौथाई मात्रा उम्र के अनुसार। कुछ लोग इसे वयस्कों में दस बूंद मात्रा में भोजन के आधा घंटा पूर्व या बाद में देना पसंद करते हैं।

(ख) एवेना सैटाइवा

इसका प्रत्यक्ष असर मस्तिष्क और स्नायु तंत्र पर होता है। इसलिए स्नायविक कमजोरी और धड़कन, थकावट, हस्तमैथुन और स्वप्नदोष आदि से उत्पन्न दुर्बलता, निद्राहीनता, सिर घूमना, यौनांगों की कमजोरी आदि में कारगर दवा के रूप में इसका उपयोग होता है। गुनगुने जल में मिलाकर इसका मूल अर्क 5 से 10 बूंद तीन-चार बार प्रतिदिन देना होता है। अल्फाल्फा से इसका असर अधिक गहरा और स्थायी होता है।

(ग) विदानिया सोमनिफेरा

इसका दूसरा नाम अश्वगंधा है।

यह भारतीय औषध 'अश्वगंधा' का ही होमियोपैथिक संस्करण है।

'एवेना सैटाइवा' में वर्णित सभी लक्षणों में यह बहुत उपयोगी दवा सिद्ध हुई है। बाजार में उपलब्ध अनेक कथित बलकारक दवाओं से यह अधिक श्रेष्ठ है। 'भारतीय शरीर के लिए भारत के भूगोल में उत्पन्न दवा अधिक कारगर होती है'', इस सिद्धांत के अनुसार मैं इसका बहुत अधिक उपयोग करता हूँ। प्रदरादि से दुर्बल, उदास, कमजोर एवं बांझ स्त्रियों के लिए भी यह बहुत कारगर दवा है। उन्हें यह दवा कुछ अधिक दिनों तक देनी चाहिए। इसका मूल अर्क 20 बूंद सुबह-शाम जल या कच्चे ताजा दूध के साथ दिया जाता है।

(7) एल्युमिना

मलांत्र की निष्क्रियता के कारण जब मल त्यागने के समय बहुत काँखना पड़े, ढीले मल के लिए भी—तो यह एक असाधारण दवा सिद्ध होती है।

स्त्रियों के लिए यह एक विशिष्ट औषधि है जब वे प्रबल रूप में प्रदर पीड़ित हों और उनका प्रदर स्राव घुटने तक चू जाए; अथवा वे कच्चा चावल, खडिया, मिट्टी, कोयला, ईंट जैसे कई अस्वाभाविक पदार्थ खाती हों। जो बालक या पुरुष इन अस्वाभाविक द्रव्यों का सेवन करते हैं उनको भी यह दवा दुरुस्त करती है।

इस दवा को 'लेकोमोटर अटाक्सी' नामक बीमारी के लिए जिसमें चलने की स्वाभाविक शक्ति नष्ट हो जाती है एवं जिसे 'गतिशक्ति राहित्य रोग' भी कहते हैं; एक विशिष्ट औषधि माना गया। यदि—इस रोग से पीड़ित रोगी को निम्नभाग में भार मालूम पड़े, उन्हें चलाने में उसे कठिनाई महसूस हो, वह आँख बंद करके न चल सके और उसे चलते समय इतनी थकावट मालूम हो कि बैठ जाने के लिए बाध्य हो जाए तो यह दवा देने पर लाभ होता है।

आंत्रिक ज्वर या टाइफायड ज्वर में कई बार ज्वर विष से गंभीर हुए रोगियों की आंतों से रक्तस्राव होने लगता है। यदि यह रक्तस्राव बड़े-बड़े थक्कों के साथ हो तो यह एक बहुत बढ़िया दवा सिद्ध होती है।

दस वर्षीय बालिका। प्रचंड कब्जियत की शिकार थी। एल्युमिना 200 दिया गया। स्थाई रूप से आरोग्य हो गई।—डॉ. होयने।

चालीस वर्षीया रोगिणी। भयानक कब्ज़ियत। किसी चीज को पकड़कर मल त्यागने के लिए जोर लगाती थी। मल निकलने पर बुरी तरह थक जाती। एल्युमिना 200 एवं उच्चक्रम की तीन खुराकें तीन सप्ताह के अंतराल में देने पर पूरी तरह ठीक हो गई।—डॉ. सी. डब्ल्यु. बायसी।

एक रोगिणी की पीले, लसदार प्रदर की शिकायत थी। कमर में दर्द रहता था। पहले सल्फर 3 प्रतिदिन देकर चिकित्सा हुई क्योंकि उसकी धातु सल्फर की थी। अल्प राहत मिली। प्रदर में कोई परिवर्तन न आने पर, उसके लक्षण एल्युमिना की तरह रहने के कारण उसे प्रतिदिन एल्युमिना 200 दी गई। सात दिनों में ठीक हो गई।

पैंतीस वर्षीय रोगी—गर्मी की शिकायत का इतिहास था। अनायास अंगुलियों और पैरों के सुन्नपन से ग्रस्त हो गया। चलने में बेढंगा लगता। पैरों को फैलाकर ही चल पाता। आँखें बंद करके चलने में भारी असुविधा होती। उसे प्रति सप्ताह एल्युमिना 200 दी गई। दूसरी खुराक के बाद परिवर्तन आने लगा। कुल चार खुराकें दी गई।—डॉ. जे. टी. केंट।

शक्तिक्रम 30 और 200 साधारण रूप में प्रयुक्त होते हैं। यह दवा धीरे काम करती है। इसलिए फलाफल के लिए प्रतीक्षा करनी चाहिए।

ह्रास-वृद्धि—रोगी को आलू खाने से अरुचि। खाने पर तकलीफ बढ़ती है। नींद से जागने पर, गरम घर में, दोपहर बाद, मियादी तौर पर भी वृद्धि।

खुली हवा में, सायंकाल, तर हवा में ह्रास।

(8) एनाकार्डियम

'एनाकार्डियम ओरिएंटालिस' इसका पूरा नाम है।

निम्नांकित लक्षणों से इस औषध का सफल प्रयोग होता है—

(1) स्मरण शक्ति की कमजोरी। छात्रों में परीक्षा का भय।

(2) शरीर के विभिन्न स्थानों में कुछ अटका हुआ होने की अनुभूति (जैसे कि 'प्लग' लगा हो) आँख, मलद्वार, मूत्राशय आदि किसी भी स्थान में कई बार लगना कि एक पट्टी से सब कुछ बंधा हुआ है।

(3) पेट खाली रहने पर उदर रोगों का बढ़ना—कुछ खा लेने पर राहत मिलना। तदनुसार भोजन के तीन घंटे बाद, जब सब कुछ हजम होकर पेट खाली हो जाता है, पेट में दर्द होना, जो आगे कुछ खाने तक बना रहता है।

(4) लगातार कसम खाने या शाप देते रहने की इच्छा।

(5) अखंड अविश्वासी—किसी पर विश्वास नहीं। स्वयं पर भी अविश्वास। सब पर संदेह। दो इच्छाओं से परिचालित होने की अनुभूति। एक प्रेरित करती है, दूसरी रोकती है। दूरस्थ व्यक्ति या मृत व्यक्ति का स्वर सुन पड़ना। सब कुछ स्वप्नवत लगना। कोई व्यक्ति साथ-साथ चलता है ऐसी अनुभूति।

(6) काल्पनिक गंध से परेशानी—अपने ही शरीर या कपड़ों से नाना प्रकार अरुचिकर गंध आना।

प्रसिद्ध पर्वतारोही एफ. एस. स्मिथ ने एवरेस्ट की चोटी चढ़ते हुए लिखा था—"मुझे निरंतर लगता कोई एक व्यक्ति और मेरे साथ चल रहा है। इस अनुभूति से मेरा अकेलापन दूर हो गया। ...मुझे लगता कि मैं इस साथी के साथ एक रस्सी से भी बँधा हूँ। गिरने की हालत में वह मुझे बचा लेगा।...केक खाते समय मैंने एक टुकड़ा केक हथेली पर रखकर इस साथी को देने के लिए हाथ पीछे किया। मुझे झटका लगा कि उसे उठानेवाला कोई नहीं था।..."

इस वर्णन से एनाकार्डियम के रोगी का एक स्पष्ट चित्र मिलता है—स्मिस्थ, वास्तव में, इस वर्णन को लिखते समय एनाकार्डियम के ही रोगी थे।

एक 32 वर्षीय युवक जो किशोरावस्था में लगातार हस्तमैथुन करता रहा स्मरण शक्ति की भारी कमजोरी से पीड़ित था। प्रति सप्ताह एनाकार्डियम 30 कुछ दिनों तक देने पर पूरी तरह ठीक हो गया।—डॉ. होयने।

स्मरण शक्ति की कमजोरी के लक्षण पर डॉ. प्रेस्टन ने एक 56 वर्षीय रोगी को एनाकार्डियम 200 देकर बचा लिया जो कि मस्तिष्क के रक्तस्राव से पक्षाघात एवं मृत्यु की ओर बढ़ रहा था।

एक वृद्ध रोगी को अग्निमांद्य की शिकायत थी। पेट की तकलीफों में कुछ खा लेने पर आराम रहता था। डॉ. एच. एन. मार्टिन ने उसे एनाकार्डियम से ठीक कर दिया।

एक वृद्धा को पाखाने में असुविधा थी। हाजत के बाद भी मल नहीं उतरता था। लगता था कि मल द्वार के ऊपर कुछ जड़ दिया गया है। वेग आगे नहीं बढ़ता था। बिना मल त्यागे अठारह दिन पार हो गए थे। एनीमा विफल हो गई थी। एनाकार्डियम-30 प्रति 4 घंटे अंतराल पर देने पर बारह घंटों में मलोत्सर्जन पूरा हुआ। डॉ. डब्ल्यु ई0 पाइनी।

शक्तिक्रम—30 तथा 200।

ह्रास-वृद्धि—खाने से आराम। गरम जल से वृद्धि।

एनाकार्डियम आक्सिडेंटलिस—इस औषधि का उपयोग कुष्ठरोग के उन चकत्तों या उद्भेदों के लिए होता है, जहाँ संवेदना नहीं होती। मुँह में फफोला जैसा चर्मरोग जो भयानक खुजलाता है। इसके रोगी की भी याददाश्त 'एनाकार्डियम अरियेन्टलिस' के समान कमजोर हुआ करती हैं दाहिनी ओर से बाईं ओर जाने वाले विसर्प (Erysipalas) को यह ठीक करती है। बाईं ओर से दाहिनी ओर जाने वाले विसर्प की दवा रसटॉक्स है। शक्तिक्रम—30 और 200।

(9) एन्टिम क्रूड

इसका पूरा नाम एन्टिमोनियम क्रूडम है।

इसका प्रयोग निम्नांकित लक्षणों पर होता है—

(1) **किसी भी नई-पुरानी बीमारी में जीभ पर सफेद दूधिया रंग की मोटी परत होना।**

(2) नाखूनों का फटा-फटा होना एवं टूटते रहना।

(3) हाथ-पैरों में सींग की तरह मस्से।

(4) पैरों के तलवों में कार्न या गट्टे। चलने में दर्द।

(5) नथुनों का फटा-फटा होना एवं उनमें पपड़ी जमना।

(6) होठों में संयोगी स्थल में तथा मध्य भाग में दरार रहना।

(7) ठंडे जल से स्नान के बाद रोगोत्पत्ति। धूप भी सहन न होना।

(8) मिजाज गरम। बच्चा उसकी ओर देखने अथवा उसे छूने पर चिढ़ता और रोता है।

(9) मल द्वार से रस बहना—विशेषतः बवासीर में। कपड़ों में दाग लगता है।

पाकाशय की बीमारियों की यह एक शानदार दवा है।

तेल-घी वाले पदार्थ या मास-मछली खाकर या ठूँसकर भोजन करने के बाद पाकाशय गड़बड़ा जाए तो यह औषधि उस समय तेजी से आराम देती है जब जीभ पर सफेद रंग की मोटी दूधिया परत हो। कई बार रोगी ऐसा महसूस करता है कि वमन हो जाने पर अच्छा लगेगा। उसे खाए हुए द्रव्य की डकार भी आती है। ऐसे में, पतली टट्टियाँ होते रहने पर भी लाभ होगा।

गर्मी के मौसम में खानपान की गड़बड़ी हो या ऋतु के प्रभावों से, अतिसार उत्पन्न होने पर एवं जीभ सफेद रहने पर एन्टिम क्रूड शानदार तरीकों से राहत देगा।

उस बवासीर में एन्टिम क्रूड बहुत सफलता से आराम करती है जिसमें मल द्वार से रस जैसा स्राव बहता रहता है और वस्त्रों में दाग लगता रहता है।

बच्चों की कई बीमारियों के लिए इस औषध का प्रायः इस्तेमाल किया जाता है। बीमारी का नाम कुछ भी हो—यदि बच्चा रोता-चिड़चिड़ाता है, उसे छूने से, यहाँ तक की उसकी ओर देखने से भी, नाराज होता है तो एन्टिम क्रूड से उसे आराम होगा। बच्चों की बीमारियों के लिए एक अन्य प्रसिद्ध औषधि 'कैमोमिला' है। कैमोमिला भी रोते-चिड़चिड़ाते बच्चों की दवा हैं पर यदि बच्चें को गोद में लेकर घूमने से वह चुप हो जाता है और उसे आराम आता है तो कैमोमिला ही उसकी दवा होगी।

एक सत्रह वर्षीय युवक के दोनों हाथों में 57 सींग जैसे मस्से थे। डॉ. क्लार्क ने उसे एन्टिम क्रूड 200 देकर सात सप्ताह में ठीक कर दिया।

एक बच्चे को डिप्थीरिया की बीमारी हो गई थी। उसके ओठों के कोने फटे हुए थे, नथुनों में पपड़ीयुक्त दरार थी। मन से उत्तेजित था। डॉ. फैरिन्गटन ने

उसे एन्टिम क्रूड देकर आरोग्य किया।

जीभ की सफेदी पर निर्भर करते हुए डॉ. जासेट ने एक नर्तन रोग पीड़ित रोगी को एन्टिम क्रूड से आरोग्य किया।

लगभग डेढ़ वर्ष से एक रोगी शीतपित्त से पीड़ित था। एन्टिम क्रूड के सामान्य लक्षण विद्यमान थे। गरम से वृद्धि होती थी। डॉ. ई. डब्ल्यू. बेरिज द्वारा उसे एक खुराक एन्टिम क्रूड 200 शक्तिक्रम देने पर वह ठीक हो गया।

शक्तिक्रम–6, 30, 200

ह्रास-वृद्धि–सायंकाल, गरम से एवं धोने या स्नान से वृद्धि। खुली हवा तथा विश्राम से ह्रास।

(10) एन्टिम टार्ट

इसका पूरा नाम एन्टिमोनियम टार्टरिकम है।

तुरंत के जन्म बच्चे के श्वासरोध की स्थिति में इसका प्रयोग होता है। जब छाती में घरघराहट हो। बाद में जीवन का लक्षण दिखने पर एकोनाइट का प्रयोग करते हैं।

इसका मुख्य प्रयोग फेफड़ों से संबंधित सभी बीमारियों यथा श्वासनली प्रदाह, फुस्फुस प्रदाह, कुकुरखाँसी, दमा आदि में तब होता है। जब रोगी के खाँसने पर छाती ढीले कफ से भरी हुई प्रतीत हो पर रोगी उसे खाँसकर बाहर न निकाल सके। इस स्थिति में यदि रोगी निद्रालु तथा सुस्त रहे तो यह दवा सोने में सुगन्ध की तरह काम करती है। कई रोगियों को सिर में ठंडे पसीने के साथ अत्यधिक सुस्ती आती है। यदि रोगी बच्चा है और उसकी मानसिक स्थिति एन्टिम क्रूड की तरह ऐसी हो कि उसकी ओर देखने से अथवा उसे छूने मात्र से वह नाराज हो जाता है तो रोगी बच्चे की फेफड़े की तकलीफ इस औषधि से अवश्य दूर होगी। कई बार रोगी का चेहरा नीला या पीला रहता है।

उन रोगों में भी इसका प्रयोग होता है जिनमें लगातार निद्रालुता बनी रहती है। फेफड़ों से संबंधित रोग हों या हैजा या सविराम ज्वर। बार-बार ओकाई आना और वमन होने पर शांति आ जाना इस औषध के प्रयोग का एक अन्य लक्षण है। विश्वविख्यात डॉ. नैश ने कई-कई हैजा के रोगियों को केवल इस औषध से तब आरोग्य किया जब मिचली और वमन से शांति होने के लक्षण थे अथवा उसके साथ निद्रालुता या सुस्ती के लक्षण विद्यमान थे। वे प्रत्येक बार वमन होने के बाद एक खुराक दवा देता इस हिसाब से कुल दो-तीन खुराक दवा देते थे। इपिकाक नामक औषधि भी बार-बार ओकाई आने की स्थिति में दी जाती थी। पर एन्टिम टार्ट से उसका भेद इस बात में है कि इपिकाक में बार-बार ओकाई आती रहती है–एन्टिम टार्ट में वमन से ओकाई में शांति आ जाने की तरह उसमें लक्षण नहीं होता।

"बच्चा गुस्सा होने पर खाँसता है"–एन्टिम टार्ट इस लक्षण पर बच्चों की खाँसी खूबसूरती से ठीक करती है।

लिंगमुंड के पीछे मस्सा होने की यह विशिष्ट दवा है।

टीको के दुष्प्रभाव में थूजा नाम औषधि विफल होने पर साइलिशिया प्रयोजनीय हो सकता है। साइलिशिया के लक्षण न हो तो एन्टिम टार्ट देना पड़ता है।

एक बच्चे के मुँह में घाव था। दूध पीते ही उसे ओकाई आती और फिर वमन करता। डॉ. स्मिथ ने उसे एन्टिम टार्ट-30 से आरोग्य किया।

एक बच्चा रुक-रुक कर गंभीर रूप से श्वास लेने के लिए संघर्ष कर रहा था। श्वासकष्ट के दौरे पड़ रहे थे। लगता अंतिम बार के लिए प्रयत्न कर रहा है। डॉ. एम. पैटरसन ने एन्टिम टार्ट 200 की मात्र एक खुराक से आरोग्य कर दिया।

शक्तिक्रम–6, 30, 200।

ह्रास-वृद्धि–ठंडी आर्द्र हवा में, सायंकाल, रात में सोने पर वृद्धि। सीधा बैठने पर, बलगम निकलने पर आराम।

(11) एपिस

पूरा नाम एपिस मेलिफिका है।

निम्नांकित लक्षणों वाले रोगों में इस औषध का व्यापक प्रयोग होता है–

(1) शोथ अथवा सूजन। सार्वांगिक अथवा अंग विशेष–आँख, कान, कंठ, जननेन्द्रिय, त्वचा आदि में। निचली पलकों की थैली जैसी सूजन। (कैलिकार्ब ऊपरी पलक के सूजनयुक्त रोगों में) अन्य स्थानों में भी जैसे उपजिह्वा में–थैली जैसी सूजन रह सकती है। कई बार सूजन का स्थान गुलाबी रंग लिया हुआ। सूजन के साथ प्यास की अत्यधिक कमी और पेशाब की न्यूनता।

(2) डंक मारने जैसा दर्द और जलन। ठंडे प्रयोग से जलन में राहत। (आर्सेनिक की जलन गरम प्रयोग से कम होती है।) सूजन के साथ डंक मारने जैसा दर्द कई बार रहता है। कई बार नहीं भी रहता।

(3) स्पर्श कातरता। छूने मात्र से दर्द वाले स्थान पर दर्द में वृद्धि।

(4) मस्तिष्क में जल-संचय (हाइड्रोकेफालस) जैसी गंभीर स्थितियों में रोगी का रह-रहकर चीख उठना।

(5) शरीर के दाहिनी ओर रोगाक्रमण की प्रवणता। रोगों के दाहिनी ओर से बायीं ओर संचरन (लाइकोपोडियम के समान) की प्रवृत्ति।

(6) त्वचा रोगों में उद्भेदों का रंग गुलाबी होना।

विश्वविख्यात डॉ. नैश ने एक डिप्थीरिया के रोगी का उल्लेख किया है जिसे

एक बुजुर्ग एवं योग्य चिकित्सक देख रहे थे। उसकी उपजिह्वा में थैली जैसी सूजन थी। डॉ. नैश ने एपिस देकर उसे ठीक कर दिया।

मुझे टी.बी. के रोग से पीड़ित एक धनवान प्रौढ़ रोगी का ध्यान आता है। वह अंतिम अवस्था में सार्वांगिक सूजन से ग्रस्त था। चिकित्सकों ने त्याग दिया था। मैं उन दिनों अंतिम वर्ष का छात्र था और फीस जुटाने के लिए प्रतिदिन एक गाँव में दो घंटे चिकित्सा कार्य करता था। उन्होंने मुझे बुलवा भेजा। एपिस के लक्षण मिले। आँखों की निचली पलक थैली जैसी सूजी हुई थी—सूजन से शिश्न की भी आकृति आड़ी-टेढ़ी हो गई थी। पेशाब बहुत कम हो गई थी—प्यास लगती ही नहीं थी। मैंने उन्हें एपिस 30 प्रति 4 घंटे एक खुराक के हिसाब से दी। एक सप्ताह के अंत में सूजन घट गई। उसके बाद वे कुछ माह तक जीवित रहे। चिकित्सालय में मुझे उनके एक सेवक ने बतलाया कि वे शारीरिक दुर्दशाओं के साथ कामोन्माद से भी ग्रस्त थे। काम करने वाली महिला मजदूरों के प्रति उनकी आसक्ति कई बार उनकी मर्यादा भंग करा देती थी—बाद में वे पछताते रहते थे। यक्ष्मा रोगियों में काम विकार बढ़ना एक प्राकृतिक अवस्था होती है। वे आरोग्य की सीमाओं के परे जा चुके थे। मैं उन्हें इस दशा में कोई राहत नहीं पहुँचा सका। (लेखक)

एक चार वर्षीय जर्मन बालक मस्तिष्क में जल संचय के कारण मरणासन्न था। चिकित्सकों ने उसे त्याग दिया था। उसकी आँखें फैल गई थीं—पीठ के बल लेटा हुआ था। बायाँ अंग पक्षाघातग्रस्त था। आँखों की ओर अँगुली ले जाने पर पलकें नहीं झपकती थीं, मुँह में पानी डालने पर नहीं गटकता था। दो दिन से पेशाब नहीं उतरी थी। चिकित्सकों ने उसकी गर्दन पर कैन्थाराइड से छाले उत्पन्न कर दिए थे, पर उससे कोई लाभ नहीं हुआ। चेतना की स्थिति में रह-रहकर चीखता था। एपिस 30 देने पर पाँच दिन में उसकी चेतना लौट आई। पक्षाघात ठीक होकर बैठने में सक्षम हो गया।—डॉ. डब्ल्यू. पी. बेसेल होफट।

एक सात वर्ष की लड़की को ठंड लगकर ब्राइटस डीसिज की शिकायत हो गई। पेशाब में अंडलाल (अलबुमेन) होने लगा। साधारण ज्वर था। बाद में सिर व शरीर दर्द, पाँवों में सूजन। बार-बार पेशाब होती थी पर कम मात्रा में। एपिस 30 लगातार देने पर वह जल्द ही ठीक हो गई।—डॉ. ए. ई. स्माल।

चौंतीस वर्षीय रोगी—पंद्रह दिन पूर्व गिरकर घुटने में चोट लगी। क्रमशः घुटना सूज गया और जलन के साथ डंक मारने जैसे दर्द से भर गया। त्वचा का रंग बदल गया और स्पर्श करना असह्य हो गया। एपिस 3 से दो दिनों में ठीक कर दिया।—डॉ. ए.पी. विलियम्स।

एक सज्जन को अठारह दिन से कंप ज्वर की शिकायत थी। भरपूर एलोपैथिक दवाएँ लीं पर तकलीफ कम नहीं हुई। चेहरा रक्तहीन था, खूनी बवासीर थी और

पैरों में सूजन। आंखों में थैलीनुमा सूजन थी। एपिस 200 से वह पूरी तरह ठीक हो गया। तीसरी खुराक के बाद उसे बुखार आना बंद हो गया।—डॉ. थामस माइकेल।

एक महिला को दाहिने डिंबाशय में कई महीने से डंक मारने जैसा दर्द था। एपिस 200 की एक खुराक ने चौबीस घंटे में ठीक कर दिया।—डॉ. एल. डी. मार्स।

श्री..., पेंड्रा 10 वर्ष। दो दिन से चेहरे के वाहिनी स्नायु शोथ (Angio-neurotic edema) से पीड़ित। प्रातः से रोग का विस्तार दाहिनी ओर से बाईं ओर हो गया था। **शोथ का स्थान गुलाबी रंग का था। प्यास नहीं के बराबर थी। हल्का-सा दर्द।**

दिनाँक—7.6.86, एपिस 30-5 खुराक 2 घंटों से।

8.5.86—एपिस 200 एक खुराक।

9.5.86—पूरी तरह ठीक—सल्फर 200—एक खुराक पुनराक्रमण रोकने के लिए।

शक्तिक्रम—30 एवं 200 आमतौर पर प्रयुक्त।

ह्रास-वृद्धि—सायंकाल, स्पर्श तथा दबाव से वृद्धि। ठंडक से आराम।

रस टाक्स के आगे-पीछे इस औषध का उपयोग मना है।

एपोसाइनम कैनाबिनम—Ø, 3, 200-शक्तिक्रम

यह दवा शोथ (Dropsy) रोग की विशिष्ट दवाओं में से एक है।

पैरों में सूजन हो तो हृदय में गड़बड़ी होती है।

उदर में सूजन हो तो यकृत में गड़बड़ी होगी।

व्यापक शोथ हो तो वृक्क (Kidney) में गड़बड़ी होती है।

'एपोसाइनम कैनाबिनम' सभी प्रकार के शोथ रोगों में कारगर होती है, जब पेशाब कम हो, उसका रंग गहरा हो, त्वचा चमकदार हो, कब्ज हो, पेट में खालीपन लगे, प्रचण्ड प्यास हो, पानी पीने पर तकलीफ बढ़ जाए, दर्द और उलटी हो।

इस दवा से मस्तिक जल संचय (Hydrocephalus) के कई रोगी आरोग्य हुए हैं। इस रोग में 'जब शिशु का एक पैर और एक हाथ अपने आप हिलता रहता है' तब यह दवा आरोग्यकारी होती है।—डॉ. जे. एच. क्लार्क।

मस्तिष्क जलसंचय की अंतिम अवस्था में जब रोगी पूर्णरूपेण बेहोश रहता है, मैंने कैनाबिनम Ø देकर कई रोगियों की प्राण रक्षा की।—डॉ. एन. सी. घोष।

मूल अर्क की मात्रा 1 से 10 बूंद तक बार-बार आवश्यकतानुसार।

(12) आर्जेन्ट नाइट्रिकम

इसे 'आर्जेन्टम नाइट्रिकम' भी कहते हैं।

असामान्य मानसिक परिश्रम के दुष्परिणाम से पीड़ित हुए लोगों के लिए

एवं उन लोगों के लिए भी इस दवा को सबसे पहले सोचा जाना चाहिए जो रोग भोगकर इस हद तक दुबले-पतले या शीर्ण हो चुके हैं कि आकृति बुड्ढों जैसी हो गयी हो जबकि उम्र के मुताबिक ऐसा नहीं होना चाहिए। बुड्ढों जैसा दिखने वाला बालक।

इस औषधि के निर्णायक लक्षण इस प्रकार है–

(1) जल्दबाज रोगी–अजीबोगरीब मन। समझता है समय बहुत धीरे चल रहा है। सिनेमा, मंदिर या चर्च आदि स्थानों में जाने के पहले पतले दस्त की शिकायत हो आती है। (जेल्सिमियम) घरों की ऊँचाइयों की ओर निगाह पड़ते ही चाल डगमगा जाती है। सोचता है रहने के दोनों ओर के मकान उस पर गिर पड़ेंगे। लगता है मकान का कोना उसकी ओर आगे बढ़ा आता है। कई बार लगता है सिर बड़ा हो गया अथवा फैल रहा है। पुल पार करते समय अथवा खिड़की के पास खड़ा होने पर कूद जाने की इच्छा होती है।

(2) सिर दर्द। सिर बड़ा होने की अनुभूति के साथ अथवा इस अनुभूति के बिना। सिर दर्द मानसिक परिश्रम से बढ़ना और कसकर दबाने से या बाँधने से घटना।

(3) मीठा खाने की तीव्र इच्छा।

(4) हाजमे की गड़बड़ियों के साथ पाकाशय के स्थान में दर्द उठकर पूरे उदर में फैलना। पाकाशय में वायु का जबर्दस्त जमाव–परिश्रमपूर्वक डकार लेना पड़ता है। डकार बहुत आवाज के साथ आती है। आइसक्रीम जैसी ठंड़ी चीज खाकर पेट दर्द।

मल काटे गए पालक की तरह हरे-हरे टुकड़ों में।

(5) स्राव गाढ़ा और पीला, मवाद जैसा (प्रमेह या प्रदर या अन्य स्राव। तुरंत के जन्मे बच्चों की आँख आने पर इसी तरह के स्राव से आँखें ढँकी होती है इसलिए यह औषधि ऐसे समय की विशिष्ट औषधि मानी गई। डॉ. एन. सी. घोष कहते हैं–ऐसे में आर्जेन्ट नाइट्रिकम 200 की प्रायः एक ही खुराक पर्याप्त होती है। यदि लाभ न हो तो पल्सेटिला 200 एक खुराक देकर फिर आर्जेन्ट नाइट्रिकम 200 की एक खुराक और देना चाहिए।

(6) भय से उत्पन्न मिरगी रोग अथवा माहवारी के साथ मिरगी का दौरा पड़ना। दौरा पड़ने के कुछ घंटा या कुछ दिन पहले से रोगी की आँखों की पुतलियाँ फैल जाती हैं और दौरे के बाद रोगी में बेचैनी के साथ हाथों का कंपन होता है।

(7) कंपन के साथ कमजोरी। विशेषकर निम्नांगों में। आँखें बंद करके

चलने में असमर्थता। पक्षाघात के साथ मानसिक और प्रदर के लक्षण मिलने पर इसका प्रयोग अवश्य करना चाहिए। पेशाब अपने आप हो जाना। वेग सम्हालने की असमर्थता।

(8) शरीर की त्वचा का काला पड़ जाना। विशेष कर आंत्रिक ज्वर या टाइफायड के बाद।

दूध पीता बच्चा। घास के रंग की पतली टट्टियों की शिकायत भी। लक्षणानुसार आर्सेनिक, मर्क और कैमोमिल दी गई। पर परिणाम अनुकूल न हो पाया। पता चला बच्चे की माँ बहुत अधिक मिसरी खाया करती थी। माँ को मिसरी खाना बंद कराकर बच्चे को आर्जेन्ट नाइट्रिकम दी गई। बच्चा तेजी से ठीक हो गया।–डॉ. केंट।

चार सप्ताह का शिशु तीन-चार दिनों से चक्षु प्रदाह से पीड़ित। आँखें सूजी हुई थी–मवाद जैसे गाढ़े स्राव से भी दर्द। चीरे गए फोड़े से निकलने जैसे मवाद की तरह मवाद का प्रवाह था। आर्जेन्ट नाइट्रिकम 200 प्रति चार घंटे से दी गई। चौबीस घंटों में हल्का-सा फर्क आ गया। अब यही दवा केवल उसकी माँ को दी गई। बच्चा तेजी से दुरुस्त हो गया।–डॉ. एम. प्रेस्टन।

एक बच्चे को कटे पालक के हरे टुकड़ों जैसी टट्टियाँ लग रही थी। बहुत प्यासा था। जोरों से डकार आने पर शांत रहता। आर्जेन्ट नाइट्रिकम से ठीक हो गया।–डॉ. लिपि।

एक बालक, अत्यंत शीर्ण, अतिसार से पीड़ित था। पीले हरे रंग की पतली टट्टियाँ हो रही थी। मीठा खाने की जिद करता। आर्जेन्ट नाइट्रिकम 6 से जल्दी ठीक हो गया।–डॉ. होयने।

शक्तिक्रम–30 एवं 200 अधिकाधिक।

ह्रास-वृद्धि–गरमी से, रात में, मीठा से, ठंडा द्रव्य खाने पर, बायें अंगों में वृद्धि।

डकार आने पर, दबाव से, ठंडक से आराम।

(13) आर्निका

इसका पूरा नाम आर्निका मान्टेना है। संक्षेप में आर्निका कहते हैं। यह चोट या आघात से उत्पन्न रोगों की विशेष औषधि है। 'चोट' शब्द की व्यापकता ध्यान में रहे तो इसका प्रयोग व्यापक रूप में संभव है।

किसी भी प्रकार की भीतरी-बाहरी चोट लगने पर सबसे पहले इसका प्रयोग करना चाहिए। चोट की गंभीरता के अनुसार एकाध खुराक अथवा जल्दी-जल्दी 3-4 घंटों के अंतराल पर चार-पाँच खुराकों में इसका प्रयोग अवश्य करना चाहिए। इसके मदर टिंचर का अथवा इसके मदर टिंचर से बने मल्हम या लोशन का बाहरी उपयोग

किया जा सकता है। पर चमड़ा छिल जाए तो तो उस पर इसका उपयोग नहीं होना चाहिए। त्वचा कटी-फटी न हो, चोट भीतरी हो तो भीतरी दवा के साथ बाहरी दवा अच्छा काम करती है। तीस एम. एल या एक औंस जल या जैतून के तेल में 20 बूंद मदर टिंचर डाल देने से बाहरी उपयोग की बढ़िया दवा बन जाती है। आर्निका लगाकर उसमें सेक नहीं करनी चाहिए। फफोले आ सकते हैं। चोट लगकर सूजन आ जाए या नीला पड़ जाने में सबसे पहले आर्निका का ही प्रयोग किया जाना चाहिए। आर्निका आघातजन्य अनेक तकलीफों को शानदार तरीकों से दुरुस्त करती है। कई बार अस्थि भंग या फ्रैक्चर हो जाने पर आर्निका से इच्छित लाभ तत्काल नहीं मिल पाता। ऐसे में, जब 24 घंटों में आर्निका कोई लाभ न पहुँचाए तो चोट के स्थान का एक्स-रे आवश्यक हो सकता है। टूटी हड्डी जोड़ने के लए 'सिम्फाइटम' नामक दवा का प्रयोग करते हैं। 'सिम्फाइटम' तेजी से हड्डी जोड़ती है। इसका असर देखकर कई सर्जनों ने होमियोपैथी करनी आरंभ की। इसका शक्तिक्रम 3x या 30 प्रति 4 घंटे प्लास्टर के बाद देना चाहिए। दो सप्ताह तक दे सकते हैं।

यहाँ प्रसंगतः ध्यान रखना उचित होगा कि दुर्घटनाजन्य चोटों को, अस्त्र या अन्य वस्तु से आघात लगना, गिर जाना, कट जाना, फट जाना, मोच लगना, आदि को 'घाव' या 'क्षत' या उंडस (Wounds) कहा जाता है। जिन चोटों में चोट हल्की होती है, त्वचा नहीं फटती, श्लेष्मिक झिल्ली ठीक रहती है, 'सबक्युटेनिय उंडस' या 'चर्म अधोवर्ती घाव' कहते हैं। इसमें त्वचा ठीक रहने के कारण सेप्टिक होने की संभावना नहीं रहती। दर्द-सूजन आदि भी जल्दी ठीक हो जाते हैं। जिस आघात या चोट में त्वचा के नीचे के टिशू जख्मी हो जाते हैं चोट लगे स्थान की छोटी-छोटी शिराएँ या कोशिकाएँ छिन्न-भिन्न हो जाती है, वह 'कंटयुशन या ब्रूज' या 'चर्मान्तर्वर्ती घाव' कहलाता है। इसमें त्वचा कालिमा लिए हुए रंग की हो जाती है। बोलचाल की भाषा में इसे 'खून जमना' या 'कलछिट पड़ना' आदि कहा जाता है। प्राकृतिक रूप में साधारण ब्रूज धीरे-धीरे अपने आप ठीक होते हैं। पर कई बार 'ब्रूज' में रक्त संचय अधिक होकर वह गोला जैसा बन जाता है। इसे 'हिमाटोमा' या रक्तार्बुद कहा जाता है। कठिन प्रकार के 'ब्रुज' में रसादि जमकर काला सा फफोला जैसा हो जाता है। इसे 'बुली' या 'डिम्बिका' कहा जाता है। इसी प्रकार के रंगरूप के साथ चोट के बाद खतरनाक रोग 'गैंग्रीन' या 'विगलन' हो सकता है जिससे त्वचा में गरमाहट नहीं होती और सूई चुभने पर भी स्पर्शकातरता या संवेदना नहीं रहती। जब आघात लगकर चमड़ा फट जाता है और बाहर से भीतर का सब कुछ दिखता है तो उसे 'ओपन उंडस' या 'खुला क्षत' कहा जाता है। 'ओपन उंडस' के मुख्य प्रकार ये हैं–

(1) इन साइज्ड-उंडस–इसमें ब्लेड, छुरा, तलवार आदि से घाव होते हैं।

कटने पर दोनों ओर के टीशु समान रूप से विभाजित होते हैं। इसे हिंदी में 'छिन्न क्षत' कह सकते हैं।

(2) पंक्चर्ड उंडस—खीला, बल्लम, तीर, बेयनेट आदि चुभकर होने वाले घाव। इसे हिंदी में 'वेधित क्षत' कहा जा सकता है।

(3) लेसिरेटेड उंडस—इसमें वे घाव आते हैं जो मशीन से पिस जाने, पत्थर से कुचल जाने, जानवरों के काटनें आदि से तैयार होते हैं। इसमें आघात के कारण आसपास के टिशू असमान रूप में छिन्न-भिन्न हो जाते हैं। इसे हिंदी में 'विदारित क्षत' कह सकते हैं।

इन सभी प्रकार के चोटों में सबसे पहले आर्निका 30 या 200 खिलाना चाहिए। चर्म अधोवर्ती या चर्म अंतवर्ती घावों में आर्निका बेजोड़ है। त्वचा के 'कलछिटदाग' में आर्निका के बाद 'लीडम' 30 आर्निका की तरह खिलाना चाहिए। त्वचा कट-फट जाने पर हमेशा ड्रेसिंग कैलेंडुला से करनी होगी। इसके प्रयोग के लिए 'हेमामेलिस' परिच्छेद पढ़े। 'बेधित क्षत' या 'विदारित क्षत' में समुचित चिकित्सा न होने पर धनुष्टंकार (Tetanus) का भय रहता है। इसलिए इसकी चिकित्सा में विशेष सावधानी बरतनी होगी।

सिर एवं मेरुदंड के भीतर स्नायुतंत्र के प्रमुख अंश होते हैं। इनके जाल कमर के निचले हिस्से में, हाथ पैरों की अंगुलियों में हथेलियों तथा पैरों के तलवों में विशेषता से फैले होते हैं। 'वेधित क्षत' या 'पंक्चर्ड उंडस' में—कील या नुकीली वस्तुएँ गड़ जाने पर स्नायु तंत्र में गहरी चोट पहुँचती है जबकि रक्तस्राव कम होता है। 'विदारित क्षत' या 'लैसिरेटेड उंडस' में भी स्नायु तंत्र बुरी तरह प्रभावित होता है। इन दोनों प्रकार की चोटों में सबसे पहली दवा आर्निका ही होगी। परंतु 'पंकचर्ड उंडस' में एक खुराक आर्निका 200 देकर तुरंत ही 'लीडम 30' बार-बार चार-छह खुराकों तक देते रहना चाहिए क्योंकि 'पंकचर्ड उंडस' की सर्वश्रेष्ठ दवा लीडम ही है। मच्छर, बर्रे आदि के काटने पर लीडम उसकी प्रथम औषधि होगी। यहाँ ध्यान रखने की जरूरत है कि स्नायु तंत्र के घायल होने पर सबसे श्रेष्ठ दवा 'हाइपेरिकम' है। 'विदारित क्षत' में आर्निका के बाद ही हाइपेरिकम देने का क्षेत्र बनता है। हारइपेरिकम 30 या 200 का प्रयोग आर्निका की तरह ही करना होगा।

अब एक उदाहरण—

मान लिया जाए किसी रोगी के पैर के तलवे में कील चुभ गई। उसे एक खुराक आर्निका 30 या 200 देकर चार-छह खुराक लीडम 30 दो-तीन घंटों के अंतराल पर दी गई। पर दूसरे दिन दर्द कम न होकर ऊपर की ओर चढ़ने लगा। लीडम के प्रयोग के बाद भी दर्द का ऊपर चढ़ने का यह रुख अच्छा नहीं है। दर्द क्रमशः पर्याप्त ऊपर जाने पर धनुष्टंकार भी हो सकता है। ऐसे में, तुरंत ही हाइपेरिकम देना होगा। दर्द कम होकर धनुष्टंकार का सारा भय तेजी से दूर हो

जाएगा। 'पंकचर्ड उंडस' के बाद धनुष्टंकार होगा तो भी हाइपेरिकम ही उसकी दवा होगी।

कमर के निचले हिस्से में आघात लगने के बाद स्नायु तंत्र में चोट लगकर निम्नांगों का पक्षाघात हो जाए अथवा नपुसंकता उत्पन्न हो तो उसकी दवा हाइपेरिकम होगी क्योंकि स्नायुतंत्र के चोटों की यह सर्वश्रेष्ठ औषधि है।

कुछ वर्ष पूर्व रीवा निवासी मेरे एक मित्र को, जब वह स्कूटर पर जा रहे थे, पीछे से धक्का देकर एक गाड़ी ने गिरा दिया। मस्तिष्क हिल गया। इससे तुरंत मौत हो सकती थी पर वे बच गए। बाहर चोट नहीं थी पर मस्तिष्क हिल जाने से स्मृति शक्ति बुरी तरह प्रभावित होकर कम हो गई। प्रारंभिक इलाज एलोपैथी से हुआ। लाभ न होने पर उन्होंने मुझे लिखा। हाइपेरिकम 200 एवं 1000 लेने पर कुछ ही दिनों में उनकी याद्दाश्त ठीक हो गई। (लेखक)

प्रसव के समय मातृयोनि की पेशियाँ शिशु के सरकने से प्रायः चोटग्रस्त हो जाती है। इसके कारण आगे चलकर प्रसूति ज्वर जैसी गंभीर बीमारियाँ भी संभव होती है। इसलिए प्रसव के बाद कुछ चिकित्सकों के अनुसार, प्रसूता को आर्निका 3 प्रति 4 घंटे से 2-3 दिनों तक अवश्य खिलाना चाहिए। विश्वविख्यात प्रसूति विशेषज्ञ डॉ. गर्नसी के अनुसार प्रसव के बाद योनि की पेशियों में चोट जैसा दर्द रहने की स्थिति में आर्निका 200 शक्तिक्रम की एक दो खुराक खिलाया जाना ही काफी होता है। आर्निका प्रयोग करने पर प्रसव के बाद गर्भाशय संकोचन तीव्र होकर रक्तस्राव जल्दी बंद हो जाता है।

आधुनिक जीवन की आपाधापी से तनाव शरीर तंत्र में चोट पहुँचाता है। अतः पेप्टिक अल्सर जैसे कई रोग संभव होते हैं। कई चिकित्सकों के अनुसार आर्निका में ऐसी स्थितियों को ठीक करने की क्षमता है।

खेल के मैदान में दौड़ते-खेलते हुए यदि कोई खिलाड़ी थक कर चूर हो जाए या बेहोश हो जाए तो उसे आर्निका खिलाना चाहिए।

घर की गृहिणी पर काम-काज का बोझ अधिक हो जाए और उससे शरीर तंत्र में थकावट की स्थिति हो तो उसे एक-दो खुराक आर्निका 30 लेनी चाहिए। क्योंकि ऐसी थकावट बढ़ती जावे तो उसे आगे चलकर गंभीर रोग भी हो सकते हैं।

चोट लगकर गर्भस्राव का भय उत्पन्न हो तो तुरंत आर्निका देना चाहिए।

एक तीन साल के बच्चे को रात के समय खाट से गिर जाने पर सिर में चोट लगी। तत्काल नींबू के आकार की सूजन उभर आई। मैंने उसे 2 घंटों के अंतर पर आर्निका 200 की खुराकें दी। सुबह सूजन गायब थी—बच्चा पूरी तरह स्वस्थ। (लेखक)

एक तीस वर्षीया महिला को स्थायी सिर दर्द की शिकायत थी। चोट लगने

का इतिहास था। डॉ. आर. एस. विशप ने उसे आर्निका एक लाख शक्तिक्रम से ठीक कर दिया।

एक बत्तीस वर्षीय व्यक्ति को छह वर्ष से नाक से खून निकलने की शिकायत थी। जब भी मुँह धोता था, खून निकलता था। तकलीफ आरंभ होने के पूर्व नाक के दाहिनी ओर चेहरे में चोट लगी थी। डॉ. ए. के. हिल्स ने उसे आर्निका 200 की एक खुराक खिलाई। दवा खिलाने के बाद एक बार खून आकर हमेशा के लिए बंद हो गया।

गिर जाने के बाद एक छह माह का बालक क्रमशः मरणासन्न स्थिति में पहुँच गया। नर्स की गोद में जब भी हिलाया जाता कराहने लगता। दो-दो घंटों से अर्निका देकर डॉ. ननकीवेल ने उसे ठीक कर दिया।

डॉ. विलियम वेइस ने अनेक ऐसे रोगियों को ठीक किया जो शारीरिक परिश्रम के आधिक्य से हृद्वृद्धि (Hypertrophy of heart) से पीड़ित थे। वे उन्हें समुचित विश्वास के साथ आर्निका खिलाते थे।

प्रोफेसर लुडलैम ने दो महिलाओं के ऋतुशूल आर्निका से ठीक किए। दोनों को ही यह तकलीफ भारी वजन उठाने के बाद आरंभ हुई थी।

एक महिला को तीन माह से सायटिका की शिकायत थी। कई दवाएँ ली, पर लाभ न हुआ। मोपेड चलाकर स्कूल जाते समय सड़क के गड्ढे में झटका लगकर दर्द आरंभ हुआ था। मैंने उसे आर्निका 1000 की दो खुराकें 2 घंटे के अंतराल पर दी। पहली खुराक के बाद ही ठीक हो गई। –(लेखक)

बहुत से लोग कहते हैं कि होमियापेपैथी दवा प्रयोग में रोगी के मानसिक लक्षणों पर अवश्य ध्यान देना चाहिए। पर जब चोटों के इतिहास पर आर्निका का प्रयोग होता है, मानसिक लक्षणों की आवश्यकता नहीं होती। होमियोपैथी के ओर छोर के संबंध में आम धारणाएँ लगभग उसी कोटि की होती है, जैसा अंधों के हाथी दर्शन में रही है।

वैसे आर्निका का मानसिक लक्षणों पर भी प्रयोग होता है। बेहोशी जैसी स्थिति में—जैसा कि आंत्रिक ज्वर की बढ़ी हुई हालातों में होता है। टट्टी-पेशाब अपने आप होती हो और पूछने पर कि कैसे हो ? रोगी ठीक-ठीक जवाब देकर सो जाता हो तो इस अवस्था की आर्निका एक शानदार दवा है।

चोट न लगी हो, पर रोगजन्य कष्ट **चोट लगने जैसी अनुभूति** दे तो भी आर्निका का उपयोग होता है। जैसे, खाँसी में छाती में चोट लगने की सी अनुभूति। बच्चा खाँसने से पूर्व रोता है। ऐसे में आर्निका राहत देती है। पहला अध्याय 7आ भी देखें। लंबे समय तक टी.वी. देखकर दृष्टि शक्ति खोए बच्चे को आर्निका ने कैसे राहत दी ?

(**बेलिस पेरेनिस** मूल अर्क या निम्नशक्ति क्रम भी आर्निका की तरह चोट

लगने की दवा है। डॉ. बर्नेट ने चोट लगकर उत्पन्न हुई कई टयुमरों को इस दवा के बार-बार प्रयोग से ठीक किया। वे मूल अर्क देने के पक्षपाती थे। अति परिश्रम से दुर्बल हुए मजदूरों के लिए यह एक श्रेष्ठ टानिक माना गया है। मात्रा 5 बूंद चार बार।)

आम शक्तिक्रम–30 या 200।

ह्रास-वद्धि-स्पर्श, संचरण, आर्द्र हवा से वृद्धि। पड़े रहने पर आराम।

(14) आर्सेनिक

'आर्सेनिक' कहने पर 'आर्सेनिक अल्बम' का बोध होता है।

रोगों की बढ़ी हुई हालतों में, आंत्रिक ज्वर, हैजा, कैंसर, रोग का नाम कुछ भी हो, इसका प्रयोग करते हैं। इसके विशिष्ट लक्षण निम्नानुसार है–

(1) बढ़ी हुई दुर्बलता के साथ आंतरिक छटपटाहट।
(2) मृत्युभय।
(3) जलन करने वाला दर्द।
(4) गरम प्रयोग से आराम।
(5) अदम्य प्यास में थोड़ा-थोड़ा जल पीना।
(6) सड़े मांस जैसा गंध युक्त स्राव (चाहे घाव में हो या कान के पीव में या माहवारी या प्रदर के स्राव में)।
(7) मध्य रात्रि में एक से दो बजे के बीच रोग लक्षणों में वृद्धि। इन लक्षणों के आधार पर इसका सफलतापूर्वक प्रयोग होता है। इस दवा की एक-दो खुराक से ही आम तौर पर असाधारण लाभ मिलना संभव होता है। हैजा जैसी तेजी से बढ़नेवाली बीमारी में 10-10 मिनट में भी यह देनी पड़ती है।

एक शिक्षक के दोनों हाथों में 15 वर्ष से सूखा एक्जिमा था। आधी रात को भयंकर जलन के साथ खुजली हुआ करती थी। उन्हें गरम पानी में डुबाकर रखने पर आराम मिलता था। मैंने उन्हें आर्सेनिक 1000 की 2 खुराकें दो घंटों से दी। एक माह में ठीक हो गए। (लेखक)

एक सत्तर वर्षीया वृद्धा मनोविकार से ग्रस्त थी। इस विकार की उत्पत्ति तब हुई जब सिर कान से निकले उद्भेद (Eruptions) दब गए। जीवन के प्रति अनास्था। घर के कोने में विचारमग्न बैठी रहती थी। पाखाना सप्ताह भर में जाती थी। लगातार अनिद्रा। लक्षण मिलने पर डॉ. स्टेन्थ ने आर्सेनिक उच्च शक्तिक्रम की कुल एक खुराक दी। दबे हुए उदभेद सप्ताह भर में बाहर निकल आए और वह पूरी तरह ठीक हो गई।

एक नौजवान को गर्मी हो गई थी। दूसरे सप्ताह मेरे पास आया। दोपहर

के समय एवं आधी रात में घाव में जलन होती थी। गरम पानी से धोने पर आराम मिलता था। आर्सेनिक 200 एक खुराक देने पर एक सप्ताह में ठीक हो गया। (लेखक)

एक दस वर्षीय बालक आंत्रिक ज्वर से पीड़ित था। निचले ओंठ में घाव होकर सड़ने लगा। लक्षण मिलने पर डॉ. यंग ने उसे आर्सेनिक से ठीक कर दिया।

दो बहनें रसोईघर में सोया करती थीं। एक साथ डिप्थीरिया से पीड़ित हो गईं। उन्हें गले से जठर तक जलनशुदा दर्द था। डॉ. रॉ ने 1870 में लिखा कि उन्हें आर्सेनिक 30 शक्तिक्रम ने तत्काल राहत पहुँचाई।

डॉ. डब्ल्यु ए. केन अपनी पत्नी के साथ घूमने निकले। तभी उनकी पत्नी को आकस्मिक श्वासकष्ट का दौरा हुआ। वह बेचैन हो गई—लगने लगा कि श्वास रुक जाएगी। कपड़े ढीले करने पड़े। पर राहत नहीं मिली। चक्कर आने लगे, सिर तथा मुँह में ठंडा पसीना निकल आया। आँखों की रंगत एक लाश की आँखों जैसी हो गई। आर्सेनिक 200 की एक खुराक ने 15 मिनट में ठीक कर दिया।

डॉ. हम्फ्री ने दो नाक के कैंसर रोगियों को आर्सेनिक देकर ठीक किया। उन्होंने एक रोगी को 30 शक्तिक्रम लगातार खिलाई। दूसरे को 30 से 400 शक्तिक्रम आवश्यकतानुसार दी। उन्होंने एक रोगी के निचले ओंठ से तीन वर्ष की गांठ आर्सेनिक 30 प्रति सप्ताह एक-एक खुराक खिलाकर पाँच खुराकों से ठीक की।

एक रोगी वर्षों से दमा रोग से पीड़ित था। आधी रात को तकलीफ बढ़ती थी। मरणासन्न स्थिति में डॉ. ई.बी. नैश ने इसे आर्सेनिक 30 देकर पूरी तरह ठीक कर दिया।

हद्वृद्धि के साथ दमा। कष्ट रात्रि में बढ़ता था। आर्सेनिक 30 प्रति 3 घंटे दी गई। 26वें दिन दमा ठीक होकर नाड़ी स्वाभाविक हो गई। यह डॉ. सार्ज का अनुभव है।

एक बयालीस वर्षीया महिला को हैजा की शिकायत हो गई। दुर्गन्धयुक्त मल, प्रत्येक पंद्रह मिनट में। लगातार वमन। रात्रि में वृद्धि। अदम्य प्यास—थोड़ा-थोड़ा जल एक बार में पीना। पेट में जलन। आर्सेनिक 200 प्रति दो घंटे में देने पर शीघ्र ठीक हो गई। यह डॉ. ब्लैकली का रिकार्ड है।

एक तीस वर्षीया महिला—दुबली-पतली सालों से माहवारी न होने से पीड़ित थी। हाजमा कमजोर, उदरशिखर में दर्द। पत्थर रहने जैसी अनुभूति सहित भोजन के बाद वमन। आर्सेनिक 30 का प्रयोग होने पर दो सप्ताहों में माहवारी खुलकर शारीरिक स्थिति सुधर गई।—डॉ. गार्टन

आर्सेनिक 30 और 200 शक्तिक्रम में प्रायः प्रयुक्त होती है। दो जुड़वां भाईयों में जैसा संबंध होता है वैसा ही आर्सेनिक के साथ फास्फोरस का है। अनेक बार एक के बाद दूसरे की जरूरत पड़ती है। गंभीर रोग पीड़ित मरणासन्न रोगियों को

बहुत अधिक उच्च शक्तिक्रम नहीं देना चाहिए। रोगी की मृत्यु हो सकती है।

आर्सेनिक का रोगी सिर खिड़की में रखना चाहता है और धड़ भट्ठी में—एक कहावत। तात्पर्य यह कि आर्सेनिक में सिर के लक्षण ठंड से घटते हैं और धड़ के लक्षण गरम प्रयोग से।

ह्रास वृद्धि में—आर्द्र हवा, ठंडी, मध्यरात्रि, ठंडा पेय एवं ठंडा भोजन से वृद्धि। गरम प्रयोग तथा गरम पेय से आराम, दबाकर सोने से, लेट जाने पर दबाव से आराम।

(15) बैप्टिशिया

इसका पूरा नाम 'बैप्टिशिया टिंकटोरिया' है।

रोगों में निम्नांकित लक्षण रहने पर इसका सफलता से प्रयोग होता है—

(1) मल-मूत्र-पसीना यहाँ तक कि साँस में भी बदबू।

(2) सिर-शरीर में चोट लगने जैसा दर्द। जिस करवट सोना है, उसी में इस प्रकार दर्द।

(3) यह सोचना कि शरीर दो है अथवा उसके कई टुकड़े हैं। उनको समेटने की कोशिश करना।

(4) दाहिनी कटि क्षेत्र में स्पर्श कातरता, गड़बड़ आवाज।

(5) ज्वर विकार में आच्छन्नता—प्रश्नों का उत्तर देते-देते सो जाना। (सही उत्तर देकर सोना—आर्निका में)

(6) जीभ पीली-भूरी मैल से ढंकी हुई। पर जीभ के किनारे साफ, चमकदार। स्वाद कड़वा। प्यास की कमी। ठोस द्रव्य लेने में असमर्थता—केवल तरल ले पाना।

इन लक्षणों के आधार पर इन्फलुएंजा एवं आंत्रिक ज्वर याने टाइफाइड में इसका विशेषता से प्रयोग होता है। क्योंकि इन रोगों में ये लक्षण प्रायः प्रगट होते रहते हैं।

डॉ. ई. बी. नैश की ये पंक्तियाँ बहुत महत्त्वपूर्ण हैं—

"ज्वर में जेलसिमियम की अवस्था बीत जाने के बाद अक्सर बैप्टिशिया के लक्षण आ जाते हैं। एलौपेथी वाले इसके विरुद्ध चाहे जितना कहें, पर सन्निपातिक याने आंत्रिक अथवा टाइफायड ज्वर होमियोपैथिक चिकित्सा से बहुत जल्द आरोग्य किया जाता है। सात वर्षों में मुझे टाइफायड का कुल एक रोगी ऐसा मिला जिसे पूरे समय तक बीमारी भोगनी पड़ी। वह एक रोगिणी थी जिसकी माता ने तब तक उसकी चिकित्सा की जब तक रोग ने भरपूर जड़ न जमा ली। इसके बाद मुझे बुलाया। टाइफायड की प्रथमावस्था में स्नायविकता, जाड़ा, सारे शरीर में विशेषकर माथे में—कुचले जाने जैसा दर्द रहने पर बैप्टिशिया बहुत उपयोगी होती है। इसके

बाद की अवस्था में रोगी कमजोर होता जाता है। सुस्ती निद्रालुता, घबड़ाहट, चेहरा और आँखों में भरा-भरा भाव और जड़ जैसे हो जाने के लक्षण प्रगट होते हैं। ऐसे में जवाब पूरा न करके जवाब देते-देते रोगी सो जाता है। पहले जीभ सफेद रहती है, फिर भूरी हो जाती है और बीच के भाग में एक दाग उभर आता है। ज्वर बढ़ने पर उसका मस्तिष्क अधिकांधिक प्रभावित होता जाता है। कुछ बुदबुदाकर बकता है, बिछौने के चारों ओर हाथ बढ़ाता है, इधर-उधर करवट बदलता है—कुछ कहता है तो यही कहता है कि उसका शरीर बिखर गया है। उसे जोड़ने की कोशिश करता है। इस समय उसका दाहिने कटि क्षेत्र (इलियोसिकल रीजन) में गड़गड़ाने की आवाज होती हैं इसके बाद पतले दस्त आने लगते हैं और सभी स्रावों में बदबू बढ़ने लगती है। ऐसी स्थिति में बैप्टिशिया एकमात्र दवा होती है। मैंने पहली हर अवस्था में बैप्टिशिया का प्रयोग कर कितने ही रोगियों का रोग बढ़ना रोक दिया है और कितने ही अन्य रोगियों को आठ से बारह दिन के भीतर आरोग्य कर दिया है। मैंने निम्न और उच्च दोनों ही शक्ति क्रम समान रूप से सफलतापूर्वक प्रयोग किए हैं। पर अब 30 शक्तिक्रम का उपयोग कर रहा हूँ।''

डॉ. एली. जी. जोन्स ने कैंसर में इस औषधि की प्रशंसा करते हुए लिखा कि जब रोगी दुर्गंधयुक्त स्रावों के साथ बैप्टिशिया के लक्षण प्रदर्शित करें तो उसे मूल अर्क 5 बूंद मात्रा में प्रति दो घंटे देना उपयोगी होता है।

अनेक रोगियों के आंत्रिक ज्वरों को जहाँ रोगी अपने बिस्तर पर और किसी एक व्यक्ति के होने अथवा अपने ही दो शरीर होने की बातें करता रहा है, मैंने बैप्टिशिया 3 शक्तिक्रम देकर आरोग्य किया।—डॉ. ए. एल. फिशर।

एक नौजवान को गले में दो महीने से तकलीफ थी। कुछ भी खाने में असमर्थता। केवल तरल ले पाता था। अन्न नलिका में संकोचन आ गया था। कई दवाएँ ली पर लाभ न हुआ। केवल तरल द्रव्य ले सकने के लक्षण पर बैप्टिशिया 30 एक खुराक जल में दी। अविलंब असर आया। दूसरी खुराक तीसरे सप्ताह दी गई। पूरी तरह आराम आ गया।—डॉ. बेल।

शक्तिक्रम—6, 30 एवं 200

(16) बेराइटा कार्ब

इसका पूरा नाम बेराइटा कार्बोनिकम है।

यह बच्चों की विख्यात दवा है। वे बुजुर्ग, जो बच्चों की तरह व्यवहार करते हैं, युवा जो अपनी उम्र के लायक खेलों में न जाकर बच्चों के खेल पसंद करते हैं, उनके लिए भी यह प्रयुक्त होती है। 'बच्चा' शब्द को व्यापक अर्थ में लें।

बौनापन, शारीरिक एवं मानसिक दोनों। अवरुद्ध विकास के साथ बच्चा जड़ की तरह रहता है। डरपोक, नए व्यक्ति को देखकर छुप जाता है या हाथों से चेहरा

ढाँककर अंगुलियों के बीच से देखता है। सीखना नहीं चाहता—स्मरण शक्ति अत्यधिक कमजोर।

ग्रंथियों का बढ़ना—गर्दन की ग्रंथियों, तालू मूल ग्रंथियों या प्रोस्टेट ग्रंथियों आदि का। थोड़े में सर्दी लग जाना। तालू मूल ग्रंथियों में पककर मवाद आना। बेराइटा कार्ब से सर्दी की प्रवणता और बार-बार टांसिलों में सूजन होने या पकने की समस्या समाप्त हो जाती है।

पैरों का ठंडा होना। उनमें दुर्गंधयुक्त पसीना।

बच्चों की तरह व्यवहार करने वाले बुजुर्गों का पक्षाघात। लिखते समय हाथ में कंपन, खड़ा होने में कंपन, चलने में लड़खड़ाहट। जीभ और स्वर यंत्र का पक्षाघात। आवाज अस्पष्ट। मस्तिष्क से रक्तस्राव होकर पक्षाघात।

हस्तमैथुन की आदतों से कमजोर हुए युवकों का अग्निमांद्य। सिर के बालों का झर जाना—खलवाट। नपुंसकता।

डॉ. जार्ज रायल ने बेराइटा कार्ब 3 शक्ति प्रति चार घंटे में देकर एक व्यापारी के पक्षाघात को ठीक किया। वह मिलनेवालों से डरता था और अत्यंत भुलक्कड़ हो गया था।

बेराइटा कार्ब से अब तक अनेक प्रकार के अर्बुद याने ट्यूमर आरोग्य हुए।—डॉ. जे. एच. क्लार्क।

एक महिला को ज्वर के साथ गले में तकलीफ थी। इस प्रकार बार-बार होता था। प्रति 4 घंटे से बेराइटा कार्ब 12 शक्तिक्रम देने पर तेजी से ठीक हो गई।—डॉ. चार्ल्स रैन्सफोर्ड।

एक बालक को टांसिलों की पुरानी सूजन थी। इससे उसे साँस लेने में तकलीफ होती थी—विशेषतः सोने पर। बेराइटा कार्ब-200 ने ठीक कर दिया।—डॉ लिन्सले।

एक बीस वर्षीया युवती बार-बार तालू मूल ग्रंथियों की सूजन और उसमें मवाद आ जाने के कारण परेशान रहती थी। एक बार कष्ट आरंभ होते ही मुझे बुलाया गया। बेराइटा कार्ब 200 देने पर बीमारी रुक गई। आठ वर्षों से दुरुस्त है।—डॉ. होयने।

मेरा एक पुत्र दो ढाई वर्ष की उम्र में भी जड़वत् था। बातें कम करता था—खेलने के लिए रुचि नहीं थी, बैठा रहता था। पूरे शरीर में खुजली हो गई। बेराइटा कार्ब 200 एक खुराक से खुजली ठीक हो गई और शरीर में विकास का स्रोत फूट पड़ा। आगे चलकर खेलकूद और पढ़ाई में अव्वल रहने लगा। मेट्रिक की परीक्षा में 98% प्रतिशत अंक लेकर मध्यप्रदेश में भौतिक विज्ञान का सर्वश्रेष्ठ छात्र बना। (लेखक)

श्री..., 2 वर्ष, राजनगर। अवरुद्ध विकास। बोलने में असमर्थता। ठीक-ठीक दौड़ सकने में कठिनाई। डरपोक। टट्टी पेशाब में भयानक दुर्गंध। खेलने में अरुचि। परिवार में थायराइड ग्रंथि वृद्धि एवं दमा।

दिनांक 1.11.92 को सल्फर 10 एम. एक खुराक तथा प्लैसिबो। 19.12. 92 को बैराहरा कार्व 200 प्रति सप्ताह लेने के लिए दो खुराक। 18.1.92 तथा 12.3.93 को बेराइटा कार्ब 10 एम एक-एक खुराक। प्लैसिबो नियमित रूप से साथ में। रोगी को अंतिम बार दिखाने के लिए 7.6.93 को लाया गया। पूरी तरह परिवर्तित हो चुका था। (लेखक)

एक बीस वर्षीय युवा को लगातार बाए पैर में दुर्गंयुक्त पसीना निकलने की शिकायत थी। बेराइटा कार्ब 200 से ठीक हो गया।–डॉ. ग्रास।

डॉ. प्राइस ने लिखा है कि उन्होंने पलकों के कई-कई 'फाइब्रायेड ट्यूमर' बेराइटा कार्ब से ठीक किए। 30 एवं 200 शक्तिक्रम से।

शक्तिक्रम–30, 200 अधिकाधिक प्रयुक्त। डॉ. एलेन के अनुसार जो लोग टांसिलों की तकलीफ और उसमें मवाद आने से पीड़ित रहते हैं, इस दवा को 30 शक्तिक्रम में नियमित रूप से लें तो तकलीफ का पुनराक्रमण रुक जाएगा।

ह्रास-वृद्धि–वर्षा व ठंड में वृद्धि। खुली हवा में आराम।

('बेराइटा कार्ब' का एक अन्य योग–**'बेराइटा म्युर' 6X** शक्तिक्रम में उच्च रक्तचाप (Hypertension) की एक शानदार दवा है। इसे अन्य शक्तिक्रम में न देना वांछनीय है। डॉ. ब्लैक उड ने इसकी जबर्दस्त प्रशंसा की है। परंतु वृक्क रोग में या रक्तावाहिनियों में कैल्शियम आ जाने की स्थिति में, जब उच्च रक्तचाप हो, इससे कोई लाभ नहीं होगा।)

(17) बेलाडोना

रोगारंभ में जैसे एकोनाइट प्रयोजनीय होती है उसी तरह बेलाडोना का भी प्रयोजन होता है। शरीर के दाहिनी ओर के रोगों में इसकी अधिक जरूरत होती है।

बेलाडोना का प्रयोग वहाँ होता है जहाँ निम्नांकित बातें उपस्थित रहती हैं–

(1) प्रभावित स्थान में गर्माहट और ललामी रहना। साथ में प्रायः जलन भी रहना, इसलिए आँख, टान्सिल, फोड़ा, बाधी अपेंडिक्स डिंबाशय आदि के प्रदाह की पहली दवा।

(2) दर्द का आकस्मिक रूप से आना और जाना। सिर का दर्द हो या अन्य दर्द।

(3) अति संवेदनशीलता–आवाज, प्रकाश, स्पर्श या थोड़े से हिलाने-डुलाने मात्र से तकलीफ बढ़ना। इस अति संवेदनशीलता के कारण यह जलांतक (Hydrophobia) की खास दवा मानी गई है। बिस्तर छू जाने पर दर्द में वृद्धि का भय।

(4) मानसिक उग्रता अथवा ज्वरादि में विकार (Dilirium) भूत-प्रेत जंतु आदि देखना या अकड़न होना।

(5) स्त्रियों की माहवारी का स्राव अधिक होना। स्राव में गर्माहट। दर्द के साथ लगना कि योनिपथ से सब कुछ बाहर निकल आएगा।

डॉ. पुडेफेट ने कहा—इन लक्षणों का सार संक्षेप याद रखने के लिए अंग्रेजी का Bird शब्द याद रखो। B=burning याने जलन I=Inflamation याने प्रदाह, R=Redness याने आरक्तता या ललामी, D=Dilirium याने विकार। प्रदाह (Inflamation) उस स्थिति को कहते हैं जब किसी स्थान विशेष में रक्त का जमाव अधिक होकर दर्द, जलन, ललामी उत्पन्न हो जाए। बेलाडोना प्रदाहिक रोगों में प्रयुक्त होने वाली औषधियों का राजा है।

प्रदाह कहीं का भी हो आँख, टान्सिल, अपेंडिक्स, डिंबाशय या अन्य किसी भी जगह का लक्षण मिलने पर बेलाडोना आश्चर्यजनक तेजी से कष्ट दूर करता है।

बेलाडोना बुखार की एक प्रसिद्ध दवा है। उच्च ताप में जहाँ त्वचा में हाथ छू जाने पर ताप का प्रभाव हथेली में काफी समय तक बना रह सकता है, बेलाडोना की आवश्यकता होती है। बेलाडोना से आरोग्य हो सकने वाले ज्वर में एकोनाइट की त्वचा जैसी शुष्कता नहीं होती। थोड़ा बहुत पसीना विशेषतः दबे हुए स्थानों में रहता है। उच्चताप में, जहाँ बेलाडोना की आवश्यकता हो सकती है, रोगी में आक्षेप या अकड़न अथवा विकार की स्थिति भी रहना संभव है। विकारग्रस्त रोगी, काल्पनिक मूर्ति या जानवर आदि देखता है। बिस्तर से भागना चाहता है। बेलाडोना के बुखार में रोगी का चेहरा लाल, तमतमाया हुआ सा रहता है। बच्चों के बुखार में इसका आदर के साथ इस्तेमाल होता है। सिर की गर्माहट की तुलना में पैर बहुत ठंडे रहते हैं। बुखार में बेलाडोना के लक्षण रहने पर बेलाडोना के बुखार के साथ-साथ अकड़न या विकारादि सभी समान रूप से ठीक हो जाते हैं।

आरक्त ज्वर (Seartel fever) में समूची त्वचा रक्तवर्ण हो जाती है। इस ज्वर में बेला:डोना को इसी कारण पेंटेट दवा के रूप में इस्तेमाल किया जाता है। आरक्त ज्वर के संक्रामक रूप में फैलने के समय बेलाडोना प्रतिदिन दो-तीन बार लेने पर ऐसा आरक्त ज्वर नहीं हो पाता ऐसा डॉ. जे. एच. क्लार्क का कथन है।

बेलाडोना एक ऐसी औषधि है जिसका आवश्यकतानुसार बार-बार प्रयोग करना पड़ता है।

मेरे प्रैक्टिस के आरंभिक दिनों में एक ग्रामीण रोगी मेरे पास लाया गया। उसे लगभग चौबीस घंटे से पेट में रुक-रुक कर दर्द हो रहा था। गाँव की दुकानों में उपलब्ध सभी प्रकार की दवाएँ उसने खा ली थी। लाभ न होने पर उसने अंत में बड़ी मात्रा में दारू पी ली। उससे भी दर्द कम न हुआ। पेट जाँचने के लिए पेट में हाथ लगाते ही वह कराह उठा। दर्द स्पर्श असह्य था। मुझे दर्द का कारण ठीक-ठीक समझ नहीं आया। फिर भी मैंने उसे लक्षणानुसार बेलाडोना 6 प्रत्येक

दौरे के साथ-साथ एक-एक खुराक देना आरंभ किया। तीसरी खुराक के बाद ही वह ठीक हो गया। (इसी दिन से मैंने होमियोपैथी चिकित्सा में पथ्यापथ्य की कड़ाई (Rigidity) काफी हद तक त्याग दी। क्योंकि दारू पीये रहने की हालत में भी बेलाडोना ने काम करके दिखाया। यह मेरा मत है कि उच्च शक्तिक्रमों द्वारा दी जाती चिकित्सा में पथ्यापथ्य की कड़ाई पूरी तरह शिथिल नहीं करनी चाहिए।

विश्वविख्यात डॉ. केन्ट ने कहा कि लक्षणानुसार प्रयोग किए जा सकने पर पित्त पत्थरी के दर्द को बेलाडोना पंद्रह मिनट में कम कर देती है।

एक बार, मेरी दाहिनी आँख में रुक-रुककर चुभन जैसा दर्द होने लगा। मैंने ऐनक देखी। आँख लाल हो गई थी। बेलाडोना 30 की एक खुराक से तत्काल दर्द ठीक हो गया। कुछ घंटों में ललामी भी गायब हो गई।

डॉ. टेम्पल ने लिखा कि एक 6 वर्षीय बच्चे को तीन दिन से खसरे का बुखार था। अचानक विकारग्रस्त हो गया। अंटशंट बकने लगा।—नाना प्रकार की चीजें देखने लगा। हाथ पैरों में अकड़न आना आरंभ हो गई। पिता के लिए उसे पकड़ कर रखना कठिन हो गया। बेलाडोना 200 देने पर बच्चा आधे घंटे में सो गया। दूसरे दिन दुरुस्त था।

एक महिला को सालों से सिर दर्द था। प्रतिदिन चाहे जब अचानक उठ आता था। हिलने-डुलने पर, आवाज से, प्रकाश से और माहवारी के दिनों में तकलीफ बढ़ जाती थी। दर्द तीन-चार घंटे रहकर अचानक गायब हो जाता था। बेलाडोना 200 प्रतिदिन दर्द के समय दिया गया। सात दिन में रोगिणी ठीक हो गई। (डॉ. होयने)

एक आठ वर्षीय बालक को दो सप्ताह से कुकुरखाँसी (Whoopin Congh) की शिकायत थी। खाँसते समय चेहरा लाल हो जाता था। आँखों में भी ललामी आ जाती थी। बेलाडोना 200 प्रतिदिन तीन खुराक देने पर आठ-दस दिन में वह ठीक हो गया। (डॉ. होयने)

बेलाडोना का आम प्रयोग 30 एवं 200 शक्तिक्रमों में होना वांछनीय है। रोगों की तीव्रता के अनुसार आवश्यकतानुसार बार-बार प्रयोग किया जा सकता है।

ह्रास-वृद्धि-स्पर्श, झटका, ध्वनि, प्रकाश तथा हवा के झोंके से वृद्धि। कुछ झुकाव से एवं लेटकर रहने पर आराम।

('बेलाडोना' के लक्षणों में उसके 'अतिसंवेदनशीलता' का उल्लेख करते हुए 'जलांतक' रोग के लिए 'बेलाडोना' को एक विशिष्ट औषधि कहा गया। 'जलांतक' या 'हाइड्रोफोबिया' वह रोग है जिसमें रोगी जल देखकर भयभीत होता है। यह सियार, बिल्ली या कुत्ते द्वारा काटे जाने के बाद उत्पन्न होता है परंतु उसी हालत में जब उनकी लार में जहर हो। साधारण रूप में, किसी कुत्ते या बिल्ली के गुस्से

में काट देने से ही रोगी में विष चढ़कर जलांतक पैदा नहीं होता। यदि कपड़ों के ऊपर से काटा जाता है तो काफी हद तक लार कपड़ों में ही रह जाती हैं। इससे विषक्तता की संभावना कम हो जाती है। **विषाक्त पागल कुत्ते की पूंछ सीधी होकर नीचे पैरों की ओर झूल जाती है।** पागल-विषाक्त कुत्ता आदमी को काटने के बाद प्रायः एक सप्ताह के भीतर ही मर जाता है। इसलिए काटे जाने के बाद कुत्ते को न मारकर संभव स्थिति में कम से कम दो सप्ताह उसकी निगरानी करनी चाहिए। यदि काटने के बाद कुत्ता दो सप्ताह तक बिना पागलपन के लक्षणों के जीवित रहता है तो समझना चाहिए कि कुत्ता जहरीला नहीं था। कोई खतरे की बात नहीं है।

जलांतक के लक्षण निम्नानुसार होते हैं–

पागल कुत्ते द्वारा काटे जाने के बाद तीसरा सप्ताह (17-18 दिन) पूरा होते-होते काटे गए स्थान में साधारण प्रदाह के लक्षण उत्पन्न होते हैं। प्रदाहित स्थान में खुजली उत्पन्न होती है। चिड़चिड़ापन बढ़ने के साथ-साथ बेचैनी बढ़ने लगती है। रात को भयानक स्वप्न आने लगते हैं, मन भयभीत रहने लगता है। इसी समय कंठनली में सिकुड़न, गर्दन में कड़ापन, उजले प्रकाश के प्रति असह्यता, श्वासकष्ट, तरल द्रव्यों को पीने में कठिनाई एवं **जल देखने पर भय लगने लगना** आदि लक्षण उत्पन्न होते हैं। रोगी पागल की तरह चीखता है, अकड़न होती है, धनुष्टंकार या टिटनस होता है और रोगी लोगों को काटने दौड़ता है। इसके बाद रोगी की मृत्यु हो जाती है।

स्ट्रैमोनियम 30 एवं 200 शक्तिक्रम

जलांतक रोग में (अन्य रोगों में भी) जब काँच, दर्पण जैसे चमकीले द्रव्य देखने पर भय उत्पन्न हो एवं जल देखते ही रोगी डर जाए; गला सूखा हो, प्यास रहे पर रोगी जल पीने से कतराए; कोई भी तरल द्रव्य पीने की इच्छा न हो क्योंकि गटकने में कष्ट होता है, तब धतूरा बीज से बनने वाली दवा 'स्ट्रैमोनियम' 30 अथवा 200 शक्तिक्रम में देनी चाहिए।

स्ट्रैमोनियम मानसिक विकारों की भी एक श्रेष्ठ दवा हैं जो रोगी बदलती प्रकृति के होते हैं, कभी हँसना, कभी सीटी बजाना, कभी चीखना, कभी गाली-गलौज करना, कभी पैरों को फैलाना, कभी मोड़ना, कभी सिर तकिए पर रखना कभी सिर उठाकर इधर-उधर ताकना आदि विभिन्न भाव-भंगिमाओं के जरिए अपने को अभिव्यक्त करते रहते हैं, उनके लिए स्ट्रैमोनियमएक श्रेष्ठ दवा होती है। यदि ऐसा रोगी लगातार **बकबक करता हो** तो स्ट्रैमोनियम कभी विफल नहीं होगी।

हाइड्रोफोबिनस 30

कुत्ते की लार से यह दवा बनाई जातीं है। चमकीले सतहों से, जल से अथवा जल प्रवाह की आवाज से, जल के चिंतन मात्र से रोगवृद्धि होना इस औषधि का विशेष लक्षण हैं तदनुसार जलांतक की एक श्रेष्ठ औषधि है। जलांतक में जब मानसिक उग्रता प्रचंड हो, यह दवा कारगर होती है।

जिन कुत्तों की लार में जहरीलापन नहीं होता, उनके काटने के बाद उत्पन्न कष्टों को यह दवा विशेषता से दूर करती है।

दुर्घटनाएँ बीमारियाँ नहीं होती। इसलिए उनके उपचार में तात्कालिक आवश्यकताओं के आधार पर निर्णय लेना प्रासंगिक होता है।

कुत्ता-बिल्ली काटने पर काटे गए स्थान की तुरंत साबुन-डिटर्जेंट या केवल जल से अच्छे से धुलाई-सफाई करनी होगी ताकि लार न रह जाए। इसके बाद टिंचर आयोडिन या कैलेंडुला मूल अर्क से काटे गए स्थान की अच्छी तरह सफाई की जानी चाहिए। कुत्ता काटे स्थान को ड्रेसिंग न करके खुला छोड़ना होता है। अति रक्तस्राव की स्थिति में ही ड्रेसिंग आवश्यक हो सकती हैं। उस स्थिति में चिकित्सक से सलाह लेनी चाहिए।

कुछ चिकित्सकों ने कुत्ते द्वारा काटे जाने के बाद निम्नांकित चिकित्सा की योजना बताई है–

(1) काटे जाने के बाद प्रतिदिन तीन-चार दिन तक बेलाडोना मूल अर्क दीजिए। (एक बूंद मात्रा दिन में तीन-चार बार दे सकते हैं)

(2) इसके बाद हाइट्रोफोबिनस 30 सुबह-शाम एक सप्ताह तक दें।

डॉ. एलि.जी. जोन्स, एम. डी. ने पागल कुत्ते के काटने के बाद सर्वश्रेष्ठ दवा के रूप में **एचिनेशिया मूल अर्क** की सिफारिश की है। वे इसके 10 बूंद मात्रा में प्रति 4 घंटे एक माह तक लेने की अनुशंसा करते हैं। इनके अनुसार इस दवा के उपयोग के बाद कुत्ते का जहर पूरी तरह समाप्त हो जाता है। वे इस औषधि के प्रयोग के साथ-साथ रोगी को सप्ताह में दो बार वाष्प स्नान कराने की भी सलाह देते हैं।

एचिनेशिया होमियोपैथी की एक श्रेष्ठ रक्तदोषन्ध्र दवा है। इसका मुख्य प्रयोग मूल अर्क में ही होता है। मवाद रक्त में मिलाकर सेप्टिक ज्वर होना, दुर्गंध मल युक्त आंत्रिक ज्वर, प्रसूति ज्वर, गैंग्रीन, सड़े घाव, शय्याक्षत, कार्बकल या पृष्ठव्रण इरिसिपेलस या विसर्प, एक साथ शरीर के कई स्थानों में बड़े-बड़े फोड़े होना, पारा या गर्मी या टीका दोष से उत्पन्न नाना प्रकार के चर्मरोग अथवा कीटादि या जंतुदंश के बाद इसका अत्यंत आदर के साथ प्रयोग होता है। इसका मूल अर्क 1 से 10 बूंद तक आवश्यकतानुसार। 1 घंटे से 4 घंटे के अंतराल में प्रयोग करना पड़ता

है। कुछ लोग इसका सर्पदंश में भी उपयोग की सलाह देते हैं।

चूहा, छछूंदर, बिल्ली आदि के द्वारा काटे जाने के बाद घाव का ऊपर बताए अनुसार समुचित उपचार करके एचिनेशिया प्रति खुराक 5 बूंद वयस्कों को दिन में 4 बार कुछ दिनों तक खिलाकर फिर सुबह शाम माह-डेढ़-माह खिलाना चाहिए।)

(18) बोरैक्स

इसका पूरा नाम 'बोरैक्स बेनेटा' है।

इस औषधि का निम्न विशेष लक्षणों पर प्रयोग होता है। यथा–

(1) नीचे की ओर की गति (Downword motion) से भय।

(2) आकस्मिक हल्की आवाज तक से डर जाने की प्रवणता।

(3) मुँह के भीतर तथा जीभ में घाव अथवा छाले।

(4) पेशाब करने के पहले हर बार शिशु का रोना।

ये सभी लक्षण शिशुओं में कई बार प्राप्त होते हैं। इसलिए शिशु रोगों के लिए यह एक विशेष औषधि मानी गई है। परंतु लक्षण मिलने पर बड़ों के लिए भी समान रूप से आरोग्यकारी है।

शिशु को सुलाने के लिए गोद से उतारो तो वह चिपट जाए और डरकर रोने लगे अथवा उसे गोद में लेकर सीढ़ी उतरना आरंभ करते ही वह उसी तरह व्यवहार करे तो ऐसे लक्षणों वाले हर रोग को बोरैक्स आरोग्य करेगा। इस लक्षण को व्यापक रूप से परिभाषित करते हुए इस औषधि का प्रयोग उन पर भी किया जाना उचित है जो 'लिफ्ट' या 'झूला' से उतरते समय डरने लगते हैं। चाहे वे बच्चे हों या वयस्क। मुँह तथा जीभ में घाव हो जाने पर भी यह दवा बहुत कारगर होती है। घाव के साथ लार बहती हो तो मर्कसाल देना चाहिए। अन्यथा बोरैक्स लाभकारी होगा। शिशु के नीचे की गति से भय के साथ यदि मुँह में घाव हो अथवा वह पेशाब के पूर्व रोए अथवा थोड़ी सी आवाज से भी डर जाए तो बोरेक्स रोगारोगय में सोने में सुगन्ध जैसा काम करता है।

डॉ. जे. एच. क्लार्क ने लिखा है कि कई खिलाड़ी कुत्तों को बोरेक्स ने तब आरोग्य किया जब वे पिस्तौल की आवाज से डर जाते थे। इससे आकस्मिक आवाज से डर जाने का लक्षण कितना महत्त्वपूर्ण है यह प्रमाणित होता है। इस लक्षण को विशेषता से तब याद किए जाने की आवश्यकता है जब रोगी को मानसिक लक्षणों के आधार पर चिकित्सा दिए जाने की आवश्यकता हो।

चार महीने का बालक। किसी भी प्रकार की आवाज से डर जाता। झूला में रखकर झुलाने से चिल्लाता। बोरैक्स 12 शक्तिक्रम कुछ दिन देने पर ठीक हो गया।–डॉ. होयने।

एक बालक को ऊँची आवाज से या दरवाजे या पियानों की आवाज से अकड़न

होने लगती। बोरैक्स 12 से ठीक हो गया।–डॉ. क्लिकटन।

पंद्रह दिन की बालिका। मुँह में तथा जीभ में सफेदी लिए घाव। एलोपैथिक बाह्य प्रयोग की दवाएँ तीन दिन से लगाई जा रही थी। सामयिक लाभ होकर घाव फिर ज्यों के त्यों हो जाते। बाह्य प्रयोग की दवा बंद करके बोरैक्स 200 की एक खुराक दी गई। दो दिन में मुँह और जीभ ठीक हो गए।–(लेखक)

शक्तिक्रम–30 तथा 200 अधिकाधिक प्रयुक्त।

ह्रास-वृद्धि–निम्न गति से, आवाज से वृद्धि। दबाव, सायंकाल और सर्द हवा से आराम।

(19) ब्रायोनिया

पूरा नाम 'ब्रायोनिया अल्बा' है।

वे सभी रोग, जो हिलने-डुलने से बढ़ते हैं और चुपचाप पड़े रहने या स्थिर रहने पर घटते हैं, ब्रायोनिया से आरोग्य होते हैं। चाहे सिरदर्द हो या पेट दर्द, स्तन-प्रदाह हो या संधिवात का दर्द। पेट-दर्द के अतिरिक्त अन्य सभी दर्द दबाने से घटता है। बिस्तर से उठने पर सिर घूमता है, ओकाई आती है। सोए रहने पर आराम रहता है।

ब्रायोनिया उन रोगियों को भी लाभ पहुँचाता है जो आंतरिक शुष्कता को लक्षणों द्वारा व्यक्त करते हैं जैसे मल कड़ा, सूखा और काला सा होना, सूखी खाँसी आना आदि। इसी शुष्कता के कारण रोगी देर-देर से बड़ी-बड़ी मात्रा में जल पीता है। मुँह का स्वाद कडुवा रहता है। सुबह 3 बजे से 4 बजे के बीच नाक से रक्तस्राव होना।

सूई गड़ने की तरह के दर्द को भी ब्रायोनिया ठीक करता है। यदि रोगी दर्द वाले स्थान को दबाकर सोता है–क्योंकि ब्रायोनिया का दर्द दबाने से घटता है–ब्रायोनिया देना चाहिए। छाती में सुई गड़ने जैसा दर्द प्लुरिसी नामक बीमारी में होना आम है। ब्रायोनिया इसे बखूबी दूर करता है। ब्रायोनिया में जल सुखाने की भी शक्ति होती है।

एक रोगी को सिर में प्रचंड दर्द था। दर्द से आँख-दांत भी पीड़ित थे। सूखी खाँसी चलती थी। थोड़ा-सा भी चलने पर कष्ट बढ़ जाते थे। डॉ. वेल्डींग ने ब्रायोनिया 200 देकर ठीक कर दिया।

सत्रह साल की रोगिणी तीन दिन से गले के दर्द से परेशान थी। थूक गटकने में भी कष्ट होता था। जाँघों में भी दर्द था। नींद और भूख गड़बड़ थी। जाँघों का दर्द थोड़ा-सा चलते ही बढ़ जाता था। डॉ. बेरिज ने ब्रायोनिया सी एम एक खुराक से ठीक कर दिया।

एक रोगी को बाईं पसलियों के नीचे, गुर्दे के स्थान पर प्रचंड दर्द था। हिलने

डुलने पर बढ़ता था। बीयर पीने के बाद दर्द की शुरूआत हुई थी। ब्रायोनिया 3 शक्तिक्रम से डॉ. गोलन ने ठीक कर दिया।

एक रोगी हर आधे घंटे पश्चात मल त्यागने जा रहा था। थोड़े से हिलने-डुलने से ही यहाँ तक कि भुजाओं को पैरों की अंगुलियों को संचारित करने पर भी हाजत महसूस करता था। डॉ. बालकोम्ब ने उसे चंद घंटों में ब्रायोनिया 200 से ठीक कर दिया।

एक अड़तीस वर्षीय एलोपैथी चिकित्सक को कब्जीयत की शिकयत थी। स्वयं की दवाएँ विफल होने पर उन्होंने डॉ. होयने से सलाह ली। उनका मल बहुत कड़ा, सूखा और काला रहता था। यह उनके आंतरिक शुष्कता को व्यक्त करता था। उन्हें प्रतिदिन ब्रायोनिया 200 एक-एक खुराक देने पर मल ठीक उतरने लगा। दवा तीन सप्ताह तक दी गई। इससे पूर्णारोग्य आ गया।

एक चौबीस वर्षीया रोगिणी के प्रसव के बाद सातवें दिन बुखार क साथ स्तनों में सूजन व दर्द हो आया। हिलने डुलने पर दर्द बढ़ता था। प्यास अधिक थी। चुपचाप पड़े रहने की आकांक्षा। डॉ. लिपि ने उसे ब्रायोनिया 200 की एक खुराक दी। वह तीन दिन में ठीक हो गई।

एक बत्तीस वर्षीय व्यक्ति को एक माह से सायटिका की शिकायत हो गई। बैठने व चलने फिरने पर दर्द बढ़ता था। ब्रायोनिया 10 हजार शक्तिक्रम के एक खुराक से दस दिनों में ठीक हो गया। (लेखक)

ब्रायोनिया 30 तथा 200 शक्तिक्रम में प्रयोग करना आम है।

ह्रास-वृद्धि-गरमी से, हिलने डुलने से, सुबह, स्पर्श से, शारीरिक श्रम से, वृद्धि। बैठने से चक्कर आता है। कष्टयुक्त स्थान दबाकर सोने से आराम।

(20) कैल्केरिया कार्ब

संक्षेप में कैल्केरिया कहते हैं। पूरा नाम कैल्केरिया काबोनिकम है।

मोटे थुलथुले वयस्क रोगियों में तथा उन बच्चों में जिनका सिर तथा पेट बड़ा होता है इस दवा का प्रयोग होता है। इसलिए किसी भी रोग में, यदि उक्त प्रकार की शारीरिक बनावट वाला रोगी प्राप्त होता है तो इस दवा का सबसे पहले स्मरण करना चाहिए। लक्षण मिलने पर असाधारण दवा सिद्ध होगी। इसके विशेष लक्षण इस प्रकार हैं–

श्लेष्मा तथा रस की प्रधानता। थोड़े में ठंड लग जाती हैं सर्दी हो जाती है, खाँसी के साथ बलगम निकलना आरंभ हो जाता है। बार-बार रोगाक्रमण होता है।

पसीना अत्यधिक निकलना। बच्चा सोता है तो तकिया पसीने से भीग जाता है। पैरों के तलवों में पसीना होकर घाव जैसा हो जाता है। पसीने में खट्टी गंध रहना। मल में भी यही गंध रहना।

आंतरिक ठंडी के कारण रोगी को हमेशा ठंडी लगती रहती है। उसके हाथ पैरों का ठंडा रहना। पैर बर्फ की तरह ठंडे रहते हैं।

पोषण का अभाव-हड्डियों का अपुष्ट रहना। मेरुदंड, हाथ-पैर आदि स्थानों की हड्डियों का प्राकृतिक रूप में न बढ़कर टेढ़ा-मेढ़ा होना। बच्चों का ब्रह्मरंध्र (फन्टानेल) न भरना। ग्रंथियों की वृद्धि। शिशु जड़ की तरह। चलने में कठिनाई।

अंडा खाने की सुतीव्र इच्छा।

मन से डरपोक।

स्त्रियों को बार-बार और अधिक मात्रा में माहवारी का स्राव होना।

पाँच F याद रखना चाहिए। F से बने पाँच शब्द Fair, fatty flabby, fear एवं Faint के प्रत्येक से एक F लो। अर्थात, सुंदर, मोटा, थुलथुला, डरपोक तथा चक्कर खानेवाला रोगी दिखे तो कैल्फेरिया दो। एक चिकित्सक ने ऐसा एक सूत्र देते हुए कैल्केरिया को याद रखने का मार्ग बतलाया। ऐसे रोगियों में ऊपर वर्णित विशेषताएँ खोजकर दवा देने से विफलता हाथ नहीं लगती।

होमियोपैथी औषधियों में कैल्केरिया कार्व, लाइकोपोडियम और सल्फर ये तीन औषधियाँ ऐसी हैं जो अधिकतर रोगियों के बुनियादी रोग विषों को गहराई से दूर करके आरोग्य प्रदान करती है। स्वभावतः इनके प्रयोग में सिद्धहस्तता प्राप्त होना बहुत आवश्यक है। सल्फर के रोगी में आंतरिक गर्मी होती है, वह ठंडक खोजता है। उसके हाथ पैरों के तलवे गरम व पसीना युक्त होता है। कैल्केरिया का रोगी ठीक उल्टा होता है। उसके शरीर में शीतांश अधिक होता है एवं वह गरम पसंद होता है। सल्फर के रोगी की रोग वृद्धि, प्रातःकाल, ग्यारह बजे सुबह, लाइकोपोडियम में चार बजे सायं एवं कैल्केरिया कार्ब में समूचे दिनरात में कभी भी किसी भी समय होती है। इन तीन दवाओं के एक दूसरे के आगे-पीछे प्रयोग किए जाने संबंधी कुछ नियम है। उनका उल्लंघन होने पर लाभ के बदले नुकसान होना संभव है। **नियम यह है कि यदि लक्षण मिलते रहें तो सबसे पहले सल्फर उसके बाद कैल्केरिया एवं अंतिम में लाइकोपोडियम देना चाहिए। किसी भी हालत में कैल्केरिया के बाद सल्फर नहीं देना चाहिए।**

एक महिला को आठ वर्षों से अधकपाली सिर दर्द की शिकायत थी। आनुषंगिक अनेक उपसर्गों के साथ पैरों में बर्फीली ठंडक थी। डॉ. पेयर ने उसे कैल्केरिया कार्ब-6 शक्तिक्रम में सुबह-शाम देते हुए सात दिन में ठीक कर दिया।

एक बालक, लगभग सोलह माह उम्र, जिसकी माँ कुछ ही दिन पूर्व यक्षमाग्रस्त होने पर मर गई थी, सूखा रोग पीड़ित था। पेट बड़ा था, हाथ पैर पतले। मेरुदंड में वक्रता आ रही थी। डॉ. पोमेरॉय ने कैल्केरिया 6 शक्तिक्रम खिलाकर ठीक कर दिया।

एक 40 वर्षीय रोगी श्वास कष्ट से पीड़ित था। उसके एलोपैथिक चिकित्सक

ने उसकी मृत्यु अनिवार्य बतलाई थी। सिर और चेहरे में अत्यधिक पसीना निकलता था। दोनों पैर इतने ठंडे थे कि वह गरमी में भी ढंककर रखता था। उबले अंडे खाने की सुतीव्र इच्छा थी। डॉ. हाल ने उसे कैल्करिया कार्ब उच्च शक्ति क्रम में प्रतिदिन 3 खुराक खिलाकर आरोग्य कर दिया।

एक महिला के दाहिने भगोष्ठ में एक माह पूर्व हुए एक छोटा सा अर्बुद (Tumour) निकल आया था। छूने में दर्द होता था। ल्युकेरिया थी। पैरों में बहुत ठंडापन था। सीढ़िया चढ़ने पर चक्कर आ जाता था। चलते समय अपने आप पेशाब निकल आती थी। माहवारी का स्राव अत्यधिक था। डॉ. मिलर ने कैल्फ कार्ब 200 तीन खुराक देकर एक सप्ताह में ठीक कर दिया।

कुमारी..., डेढ़ वर्ष, देवगाँव। खड़ा होने या बैठने में असमर्थता। प्रति चौथे दिन जोर लगाकर मलोत्सर्जन की आदत। परंतु विगत तीन दिनों से अतिसार। मल में खट्टी बदबू। रात में सोने पर सिर में बहुत पसीना। ब्रह्मरंध्र अभी भी भरा नहीं था।

17.5.87 को कैल्क कार्ब 200 एक खुराक दी गई। 31.5.87 को रोगिणी कुछ देर बैठने में सक्षम हो रही थी। खड़ा होने के लिए भी कुछ प्रयास करती थी। प्लैसिबो दी गई। 28.6.87 को रोगिणी मजे से बैठ पा रही थी, खड़ा हो पा रही थी। परंतु सिर का पसीना यथावत् था। इस दिन कैल्क कार्ब 10 हजार एक शक्तिक्रम की एक खुराक देकर दवाएँ बंद कर दी गई। (लेखक)

(21) कैल्केरिया फलोर

पूरा नाम 'कैल्केरिया फलोरिकम' है।

यह डॉ. सुसलर की बायोकेमिक दवाओं में से एक दवा है।

'पत्थर जैसी कठिनता' और 'प्रचंड शिथिलता' इन दो सांकेतिक शब्द समूहों से कैल्केरिया फलोर के व्यापक प्रयोग क्षेत्र को समेटकर रखा जा सकता है।

चिकित्साकाल में ऐसे अनेक रोगी मिलते है जो विशेष रूप से ग्रंथियों के पत्थर जैसी कठिनता या कड़ेपन से पीड़ित रहते हैं। ये कड़ापन, टांसिल, घेघा, स्तन, अंडकोष आदि में अथवा अन्यत्र भी टयुमरों के रूप में मिल सकते हैं। मोतियाबिंद पक जाने पर कड़ा होकर ठोस हो जाते हैं। कई बार हड्डियों में भी कड़ापन का उभार मिलता है। इन सब स्थितियों में कैल्केरिया फलोर प्रयोग करने पर सुखद परिणाम प्राप्त होते हैं।

जब पेशियों का बंधन प्रचंड रूप में शिथिल हो जाता है तो आंतें अपना प्राकृतिक स्थान छोड़कर नीचे उतर आती है। ऐसे में उत्पन्न रोग 'हर्निया' कहलाता है। बवासीर में अथवा शिरास्फीति (Varicose veins) रोग में शिराएँ शिथिल होकर फैल जाया करती है। ऐसी स्थितियों में भी 'कैल्केरिया फलोर' आरोग्यकारी परिणाम

प्रदान करती है।

कैल्केरिया फलोर के रोगी को 'गरम प्रयोग' से आराम मिलता है। इसलिए पत्थर जैसे कड़ापन वाले स्थान में अथवा शिथिल हुए अवयवों में गरम प्रयोग से आराम मिलने पर कैल्केरिया फलोर शायद ही कभी विफल होता है।

एक तीस-पैंतीस वर्षीया महिला की कलाई के ऊपर एक पत्थर जैसी पुरानी कड़ी गाँठ थी। मैंने उसे प्रतिदिन कैल्केरिया फलोर 30 शक्ति की एक खुराक एक माह तक खाने की हिदायत देकर छोटी गोलियों में एक शीशी दवा बना दी। वह लगभग 100 किलोमीटर दूर रहती थी। दूसरे माह उसने मुझे एक पत्र लिखा—"पंद्रह दिन तक एक-एक खुराक लेती रही। पर कोई लाभ न होने पर मैंने सोलहवें दिन गुस्से में बची हुई सारी गोलियाँ एक साथ खा ली। परंतु आश्चर्य एक माह बाद की स्थिति यह है कि गाँठ गायब है। अब मुझे क्या करना है ? मैंने उत्तर दिया—"जब गाँठ गायब है तो निश्चित होकर बिना दवा के रहिए।"—(लेखक)

एक बैंक मैनेजर को खूनी बवासीर की शिकायत हो आई। पंद्रह दिन से परेशान थे। मल त्यागने के बाद दर्द के साथ जलन तंग करती रहती। नक्स वोमिका और सल्फर विफल हो जाने पर मैंने उनके लक्षणों का दुबारा अध्ययन किया। गरम जल से शौच करने पर दर्द और जलन में राहत मिलती थी। कैल्केरिया फलोर 12x की चार गोलियाँ प्रति 4 घंटा लेने पर तीसरे ही दिन से दुरुस्त हो गए।—(लेखक)

शक्तिक्रम—12x, 30 तथा 200।

ह्रास-वृद्धि—गरम प्रयोग से आराम।

(22) कैल्केरिया फास

यह दशमिक शक्ति क्रम में बायोजेमिक दवा के रूप में अधिक प्रयुक्त होती है।

यह कमजोरी और दुबलापन दूर करने की विशेष दवा है। जिन बच्चों के रक्त में अनुवंशिक यक्ष्मा अथवा अन्य छाती संबंधी बीमारियों का असर होता है, उनकी सर्दी, ब्रांकाइटिस अथदा ग्रंथियों के सूजन के साथ रहने वाली कमजोरी को यह शानदार ढंग से दूर करती है। यह भूख बढ़ाकर पाचव शक्ति बढ़ाती है। उन रोगियों को जो रोग-भोग के बाद की दुर्बलता से पीड़ित है अथवा साधारण रूप में दुबले एवं कमजोर है, यह दवा लाभ पहुँचाती हैं जिनकी दुर्बलता के लक्षण अन्य औषधियों की विशेषता से माँग नहीं करते, आम टॉनिक के रूप में उन्हें यह दवा दी जा सकती है। यक्ष्माग्रस्त रोगियों को भी यह लाभ पहुँचाती है। अंडे की तरल सफेदी (अंडलाल) जैसी सर्दी या प्रदर को यह ठीक करती है। यह दवा हड्डियों को जोड़ने में सहायता करती है। फ्रैक्चर के बाद इसे लगातार खिलाना चाहिए। (हड्डी जोड़ने की अन्य श्रेष्ठ दवा—'सिम्फाइम')

बच्चों को दाँत निकलने के समय होने वाले उपद्रवों—जैसे अतिसार, ज्वर,

चिड़चिड़ापन, दुर्बलता आदि में—यह राहत पहुँचाने में सक्षम है। दुबले पतले बच्चों के मेरुदंड या अन्य हड्डियों के टेढ़ापन या वक्रता में भी यह लाभकारी है।

इस औषधि को 3x या 6x शक्तिक्रम की टिकिया में बार-बार देना चाहिए। बच्चों को एक बार में एक गोली तथा बड़ों को एक बार में तीन गोलियाँ देना पर्याप्त होता है। अन्य औषधियों की तरह इसे भी 30 या 200 शक्ति क्रम में दी जा सकती है। एक बार डॉ. एन. सी. घोष के पीठ में एक टयुमर निकल आया। उन्हें कैल फा 200 प्रति पंद्रह दिन एक खुराक के हिसाब से दो खुराक देकर तीसरे सप्ताह एक खुराक सल्फर 200 दिया गया। टयुमर इसी से क्रमशः गायब हो गया। औषध निदेश डॉ. डी. एन. चटर्जी का था जिन्होंने डॉ. घोष से कहा था कि "तुम्हारी धातु फास्फोरस की है और टयुमर की दवा कैल्केरिया है। इसलिए कैल्केरिया फास 200 लो।" औषध निर्वाचन में होमियोपैथी किस हद तक सूक्ष्मता का प्रतिनिधित्व करती है, यह प्रकरण इस बात का प्रमाण है।

कैल्केरिया फास का रोगी कैल्केरिया कार्ब के रोगी जैसा मोटा-थुलथुला न होकर जीर्ण शीर्ण दैहिक संरचना का रोगी होता है। जहाँ कैल्केरिया कार्ब आवश्यक होगा वहाँ कमजोरी दूर करने के नाम पर इसका प्रयोग नहीं किया जाना चाहिए।

ह्रास-वृद्धि-आबोहवा की नमी से तथा ठंडे मौसम में वृद्धि। ग्रीष्म ऋतु में तथा शुष्क मौसम में आराम।

(23) कैम्फर

जब किसी रोग में जीवनी शक्ति का एकाएक पतन होकर बाहरी शरीर पूरी तरह ठंडा हो जाए, किंतु रोगी ढांका जाना पसंद्र न करें—कपड़ा फेंक दें, तो कैम्फर रोगी की जीवन रक्षा करता है। हैजा में ऐसी स्थिति प्रायः उत्पन्न होती है। इसलिए डॉ. हैनिमन ने कैम्फर को हैजा की एक प्रमुख औषधि का दर्जा प्रदान किया। नेपल्स के डॉ. रूबिनी ने हैजाग्रस्त 592 रोगियों की कैम्फर से जान बचाई थी। चोट लगने के बाद या तेज सर्दी लग जाने से या न्युमोनिया जैसी बीमारी में भी हिमांग के ये लक्षण उत्पन्न हो सकते हैं। इन सभी स्थानों में कैम्फर देना चाहिए। कई बार प्रसव काल में जब प्रसव की प्रगति नहीं होती, जोर लगाती हुई आसन्न प्रसवा हिमांग की स्थिति में चली जाती है, ऐसे समय, यदि वह ढांका जाना पसंद न करें, तो विश्वविख्यात स्त्री रोग चिकित्सक डॉ. गर्नसी उसे कैम्फर 200 शक्तिक्रम में देने की सिफारिश करते है। उनके अनुसार हिमांग से रोगिणी बच जाएगी और सुख प्रसव भी होगा।

यदि वर्षा में भींगकर अथवा शुष्क ठंडी हवा से प्रभावित होकर छींक आने लगे, तरल सर्दी स्राव निकलना शुरू हो जाए, रोगी को भीतर-भीतर खूब ठंडी महसूस हो तो बुखार आने से पहले पहली दवा के रूप में कैम्फर ही दिया जाना उचित

है। ऐसे में 6 या 30 शक्तिक्रम जल्दी-जल्दी 15-15 मिनट के अंतर से आवश्यकतानुसार लेना चहिए। बुखार आने के बाद प्रायः एकोनाइट जैसी दवा का प्रयोजन होता है।

ह्रास-वृद्धि-रात में, हलचल से एवं ठंडी हवा से वृद्धि। गरम प्रयोग से आराम।

(24) कैन्थरिस

पूरा नाम 'कैन्थरिस बेसिकैटर' है।

निम्नांकित लक्षणों युक्त रोगों को यह दवा बखूबी ठीक करती है–

तेज जलन के साथ थोड़ी-थोड़ी मात्रा में पेशाब होना जिसमें जोर लगाना पड़े। रक्त मूत्र के साथ अथवा स्वतंत्र रूप में इस लक्षण की उपस्थिति। पेशाब होने के पहले होते समय एवं होने के बाद समान रूप से कूथन के साथ जलन।

बड़े-बड़े फफोले और जलन करने वाला दर्दयुक्त चर्म रोग।

आग से जल जाने पर प्रथमोपचार में लगाने-खाने के लिए उपयोगी। जलन तुरंत कम करती है।

स्त्री-पुरुष दोनों में ही अत्यधिक यौन संसर्ग की लालसा। पागलपन की हद तक।

पेशाब रुकना या बंद हो जाना।

आँख से लेकर मलद्वार तक जगह-जगह जलन।

एक अड़तीस वर्षीया रोगिणी की जिसे एक वर्ष से माहवारी नहीं हो रही थी, क्रमशः पल्सेटिला, नेट्रमम्युर, आर्सेनिक, नेट्रम सल्फ, सल्फर आदि से लक्षणानुसार चिकित्सा की जा रही थी। कोई लाभ न हुआ। एक दिन उसने बतलाया कि उसे पेशाब करने में कई दिन से बहुत जलन हो रही थी। तुरंत उसे कैन्थरिस 30 प्रति आठ घंटे से दो खुराकें दी गई। दूसरे ही दिन उसकी माहवारी खुल गई और वह आरोग्य पथ पर आ गई।–डॉ. एन. सी. घोष।

एक रोगी जिसे वमन, दस्त व अकड़न की शिकायतों के लिए दवाएँ देने पर ये तकलीफें घट गई थी, इधर उधर हो रहा था, बेचैनी थी, अदम्य प्यास थी। उसे दो दिन से पेशाब नहीं हुई थी। कैन्थरिस 3 शक्तिक्रम 1/2-1/2 घंटे से देने पर पेशाब खुल गई और वह जल्द ही अच्छा हो गया।–डॉ. जान. टी. टेंपल।

होमियोपैथी में दीक्षा लेने के पूर्व मुझे एक रोगिणी मिली जिसकी उम्र 41 वर्ष थी। उसका स्वास्थ्य पूरी तरह टूटा हुआ था। अत्यंत दुर्बल थी और उसके शरीर में एक माह में सूजन आ गई थी। मैंने अपने एक चिकित्सक मित्र के साथ मिलकर उसे मानसिक भरोसा देने के लिए औषधविहीन खुराकों पर रख दिया। क्योंकि वह पूरी तरह आरोग्य की उम्मीदों के बाहर थी। ऐसा कई सप्ताह चला। तभी मैंने उस पर होमियोपैथी दवा प्रयोग करने के लिए सोचा। उसके वृक्क ठीक से कार्यरत

नहीं थे। पेशाब कम थी। मैंने सोचकर देखा कैन्थरिस से इस प्रकार तकलीफ उत्पन्न होना संभव था। सो मैंने कैन्थरिस के एक बूंद का विभाजित अंश कई-कई बार दिन भर में देना आरंभ किया। मेरे आश्चर्य का ठिकाना नहीं रहा जब मैंने देखा कि पेशाब की मात्रा तेजी से बढ़ गई। कुछ ही दिनों में शरीर की सूजन भी कम होने लगी और एक माह में वह पूरी तरह ठीक हो गई।—डॉ. हरमन स्मिथ।

दिनांक 6.9.98 को मेरे पास एक 52 वर्षीया महिला लाई गई। वह विधवा थी। एक वर्ष से पेशाब के जलन से पीड़ित थी। पेशाब जोर लगाने पर थोड़ी-थोड़ी मात्रा में निकलती थी। कभी-कभी निम्नोदर क्षेत्र में दर्द होता था। कैन्थरिस 200 की दो खुराकें 2 घंटे से दी गई। साथ में पंद्रह दिनों के लिए प्लैसिबो की पुड़िया जो पंद्रह दिनों के बाद भी दुबारा दी गई—वह पूरी तरह ठीक थी। (लेखक)

उन्नीस वर्षीय रोगी—प्रमेह स्त्राव से पीड़ित था। पेशाब के समय काटने-फाड़ने जैसा दर्द होता और बूंद-बूंद पेशाब जलन के साथ उतरती। कार्डी अर्थात अनैच्छिक लिगोच्छास के साथ आँखों में प्रदाह था। तीन सप्ताहों से पीड़ित था। कैन्थरिस 1000 शक्ति से जल्दी ठीक हो गया।—डॉ. जॉर्ज. एफ. फुट।

एक औंस जल में 20 बूंद कैन्थरिस मूल अर्क डालने पर बाह्य प्रयोग की दवा तैयार हो जाती है। जल जाने पर इस मिश्रण को लगाकर 3 या अन्य उच्च शक्तिक्रम कैन्थरिस खिलाना चाहिए। तेजी से आराम मिलता है। होमियोपैथी के अविश्वाससियों को डॉ. हेरिंग कहा करते थे कि अंगुली जलाकर कैन्थरिस मिले जल में डुबो दो। असर देखकर होमियोपैथी पर विश्वास आ जावेगा।

एक महिला की हथेली जल गई तों कैन्थरिस मिले जल में डुबो दिया गया। बिना फफोलों के ठीक हो गई।—डॉ. वेशेल होफट।

[अलसी तेल या ओलिव आयल में समान मात्रा में चूने का जल मिला लेने पर गाढ़ा मक्खननुमा द्रव बन जाता है। इसे 'कैरन आयल' कहते हैं। हर प्रकार के जले पर इसे लगाया जा सकता है। तेजी से जलन कम करता है। हर धर में इसे बनाकर रख लेना उपयोगी है।

एक हलवाई धोखे से गरम शीरे में अपना एक पैर डूबो बैठा। तत्काल कैरन आयल लगाया गया। लगाते ही ठंडक आ गई। जले हिस्से को लगातार कैरन आयल से गीला करके रखा गया। दूसरे दिन बिना फफोले के ठीक हो गया।]

एक रोगी के दोनों एड़ी में फफोलों वाला चर्मरोग था। खुजली होती थी। कैन्थरिस 6 से आराम हो गया।—डॉ. पी. जासेट।

आधी रात को 'बचाओ-बचाओ' चिल्लाते एक रोगी को लाया गया। पेशाब में भयानक जलन थी, रक्तमिश्रित पेशाब बूंद-बूंद जोर देने पर निकल पाती थी। कमरे में दर्द था।

कैन्थरिस 6 की 5 खुराकें बना दी। आधे-आधे घंटे से लेने के लिए निर्देशित

किया। सुबह रोगी ने पेशाब के रास्ते मटर के बराबर पथरी उत्सर्जित की। तब से, पाँच वर्ष हो रहे हैं, रोगी को न गुर्दे के स्थान में दर्द हुआ, न पेशाब में कोई तकलीफ हुई। (लेखक)

शक्तिक्रम—6, 30 और 200।

ह्रास-वृद्धि—काफी सेवन से। पेशाब के समय। ठंडा जल पीने पर गरम एवं विश्राम से ह्रास।

(25) कार्बोवेज

इसका पूरा नाम कार्बो वेजिटेबिलिस है।

जीवनी शक्ति की पतनावस्था में, जब श्वास प्रश्वास ठंडी हो जाती है, घुटनों के नीचे पैर ठंडे हो जाते हैं, नाड़ी सूत की तरह पतली हो जाती है, हाथ-पैरों में ठंडा पसीना आने लगता है अथवा रोगी के हाथ पैर ठंडे होकर, मुर्दे जैसा पड़ा रह जाता है, कार्बोवेज रोगी की प्राणरक्षा करता है। ऐसे मौकों पर रोगी हवा प्राप्त करने के लिए व्यग्र हो उठता है और हवा करने के लिए कहता है। ऐसी स्थिति हैजा, आंत्रिक ज्वर, आदि में प्रायः उत्पन्न होती है। ऐसी अवस्था में कार्बोवेज 30 या 200 हर आधे धंटे में अथवा और जल्दी-जल्दी देनी चाहिए। प्रतिक्रिया प्राप्त होते ही दवा बंद कर देनी होगी। डॉ. जार्ज रायल ने एक 24 वर्षीय महिला की चिकित्सा की। उसे पाँच दिनों पूर्व बच्चा हुआ था। अत्यधिक रक्तस्राव से पीड़ित रह चुकी थी। पेट फूला हुआ था—दुर्गन्धयुक्त मल अपने आप हो रहा था। खिड़कियाँ खुली हुई थी। फिर भी नर्स को हवा करनी पड़ रही थी। प्रति घंटे कार्बोवेज 30 की एक खुराक के हिसाब से 12 घंटे देने पर तेजी से सुधार आ गया।

एक दो माह का बालक ठंडा नीला होकर मरणासन्न स्थिति में था। तीन चार दिनों के खाँसी बुखार के बाद टट्टी पेशाब बंद हो गई थी। कार्बोवेज 30 की 4 गोलियाँ 7-8 चम्मच पानी में गलाकर एक-एक चम्मच हर 10 मिनट में देकर डॉ. गोनार्ड ने उसे बचा लिया।

कार्बोवेज उदर रोगों की भी एक शानदार दवा है। नशा अथवा अनियंत्रित भोजनादि के बाद जब पेट पूरी तरह गड़बड़ा जाता है इसकी जरूरत पड़ती है। नाना प्रकार की कटु डकार आना, पेट में दर्द होना, पेट में तीव्र जलन, भारीपन, आदि की स्थिति में **जब डकार आने पर कुछ राहत मिले** तो कार्बोबेज का प्रयोग करना चाहिए। भोजन के आधा घंटा बाद कष्टों का बढ़ना कार्बोवेज का एक विशिष्ट लक्षण हैं। कई बार इसकी आवश्यकता नक्स वोमिका के बाद पड़ती है।

एक अठारह वर्षीया युवती उदररोग से पीड़ित थी। मुंह में कड़ुवा स्वाद का पानी आता था, गुटकने में दिक्कत थी। भोजन के बाद पेट भारी हो जाता था। दर्द के साथ जलन भी। डकार से कुछ आराम। कार्बोवेज निम्नक्रम में प्रतिदिन

4 खुराक देने पर चार दिनों में ठीक हो गई। (डॉ. होयेन द्वारा संग्रहित)

शक्तिक्रम 3x उदररोगों में। 30 तथा 200 रोगों की पुरानी हालतों में तथा हिमांग आने पर।

ह्रास-वृद्धि—सायंकाल, रात्रि में खुली हवा में, भोजन के आधा घंटा बाद, गरिष्ठ भोजन से वद्धि। डकार आने पर अथवा हवा करने पर ह्रास।

(26) कैरिया पेपेया

पपीते की गोंद से यह तैयार होती है। इससे प्राप्त 'पेपैन' आम 'पेपसिन' से अधिक श्रेष्ठ होती है।

इसमें 'मांस' को गला देने की अद्भुत शक्ति है। स्वाभाविकरूप में इसका व्यापक उपयोग हाजमे की कमजोरियों के लिए होता है।

मांसाहारी व्यक्ति मांस हजम न कर सके और शाकाहारी व्यक्ति दूध हजम न कर सके तो इसका उपयोग करना चाहिए। इस औषधि के प्रयोग के लिए एकमात्र सिद्ध लक्षण है—'मांस अथवा दूध हजम करने अक्षमता'।

कुछ रोगी केंचुए जैसी कृमि के विकारों से ग्रस्त होते हैं। वे दिखने में कंकाल जैसे लगते हैं—हाथ-पैर सूखे-सूखे, पेट भारी और साथ में भूख की कमी। कुछ रोगी ऐसे होते हैं जिनकी यकृत और प्लीहा बढ़ी हुई होती है, पेट के ऊपर नीली-नीली शिराएँ उभरी हुई होती है, हाथ-पाँव दुबले-दुबले और चेहरा रक्तशून्य होता है। ये करवट लेटने में असमर्थ होते हैं और हमेशा चित लेटा करते हैं। ये सभी रोगी इस औषधि से लाभान्वित हैं जब वे 'दूध' तथा 'मांस' हजम कर सकने में असमर्थ होते हैं।

शिशु रोग में भी यह बहुत कारगर होती है। 'शिशु दूध हजम नहीं कर पाता' इस लक्षण पर इसका प्रयोग किया जाना चाहिए।

कई बार इस औषधि की क्रिया को सल्फर के प्रयोग से संपूर्णता प्राप्त होती है।

शक्तिक्रम—मूल अर्क 15 बूंद से 30 बूंद दो बार भोजन के बाद। 6x विचूर्ण भी दिया जा सकता है।

(27) कास्टिकम

इस दवा के संबंध में डॉ. नैश ने लिखा—यदि डॉ. हैनिमन ने केवल इसी दवा का आविष्कार किया होता तो भी संसार के प्राणी उनके प्रति कृतज्ञ रहते।

यह महान दवा निम्नांकित लक्षणों में शानदार काम करती है—

(1) एक अंग में पक्षाघात होना—एकांगी या स्थानीक। स्वरयंत्र, जीभ, निगीरण पेशी (गटकने में सहायता करने वाली पेशी), पलक, मुखमंडल,

मूत्राशय या हाथ-पैरों, आदि के लकवा या पक्षाघात में। रोगी जबड़ा नहीं खोल पाता। स्मृति लोप (स्मृति का लकवा) देरी से बोलना और चलना। अपने आप पेशाब होना। नींद में पेशाब करना (विशेषतः प्रथम रात्रि में) अथवा खाँसने-हँसने से पेशाब निकल आना। पक्षाघात उत्पन्न होने के पूर्व बहुत कमजोरी और बेहोशी जैसी सुस्ती के साथ स्थानीक पक्षाघात के लक्षण उत्पन्न होने पर।

(2) पेशी बन्धनियों का संकुचित हो जाना (Contraction of Ligaments) एवं काटने फाड़ने वाले दर्द के साथ संधियों के आकार में परिवर्तन (Arthritis deforman)

एक बियालीस वर्षीया महिला को थूकने में तकलीफ थी–पलकों का पक्षाघात था। पलकों को खोलने-बंद करने में हाथ का सहारा लेना पड़ता था। आँखों से आँसू टपकता रहता। मुँह से अनैच्छिक रूप में लार टपक जाती। कास्टीकम 30 से लकवा ठीक हो गया।–डॉ. गैबाल्डा।

एक पुरुष, उम्र 60 वर्ष को ठंडी लगने के बाद चेहरे के दाहिनी ओर पक्षाघात हो गया। कास्टीकम 30 के प्रयोग से ठीक हो गया।–डॉ. कुर्टज।

एक 20 वर्षीया युवती की आवाज ठंड लगने के बाद बैठ गई। बोलने में अस्पष्ट आवाज निकलती। कास्टीकम 3 शक्तिक्रम ने ठीक कर दिया–डॉ. एच. गोलन।

एक ग्यारह वर्षीय बालिका ठंड लगने के बाद बोलने की शक्ति खो बैठी। चेहरे के दाहिनी ओर पक्षाघात हो गया। दिन-रात खाँसी आने लगी। कास्टीकम 6 शक्तिक्रम एक-दो घंटे से देने पर पंद्रह दिन में ठीक हो गई।–डॉ. काफका।

एक महिला को सर्दी की प्रवणता थी। एक बार थका देने वाली खाँसी से पीड़ित हो गई। खाँसी के प्रत्येक दौरे के साथ पेशाब निकल आती थी। कास्टीकम निम्नक्रम से तेजी से ठीक हो गई।–डॉ. एफ ब्लैक।

(3) प्रभावित अंग में घाव जैसी या दर्दशुदा कच्चेपन की अनुभूति रहना। जल में चूना उबलने जैसा पेट के भीतर लगते रहना।

(4) कब्जियत। खड़ा होकर मल त्यागने से ही मल निकल पाता है।

(5) हाथों में, अंगुलियों में अथवा नखों से सटे हुए मस्से। चेहरे में और पलकों के किनारे भी मस्से।

(6) जल जाने के बाद से उत्पन्न उपसर्ग।

(7) कानों में गड़बड़, ठुनठुन, जैसी कई प्रकार की आवाजों के साथ बहरापन। अपना शब्द अपने ही कानों में प्रतिध्वनित होना।

एक सात वर्ष की बालिका चक्षु प्रदाह के साथ शय्या मूत्र से पीड़ित थी। कास्टीकम 30 सुबह-शाम 5 दिन देने पर भारी परिवर्तन की ओर आ गई।—डॉ. एच. गोलन।

एक पंद्रह वर्षीय बालिका को शय्यामूत्र की शिकायत थी। कास्टीकम 200 देने पर दस सप्ताह ठीक रही। फिर से तकलीफ होने पर यही दवा क्रमशः प्रति सप्ताह, प्रति दो सप्ताह एवं प्रति तीन सप्ताह एक-एक खुराक देने पर पूरी तरह ठीक हो गई।—डॉ. रूसेल।

एक छह वर्षीय लड़की के हाथों में एक वर्ष से अधिक समय से कई-कई मस्से थे। उन्हें समाप्त करने में कई उपायों का सहारा लिया जा चुका था। कास्टीकम 3 सुबह-शाम कुछ सप्ताह तक लेने पर पूरी तरह समाप्त हो गए। पुनरागमन नहीं हुआ।—डॉ. जी. रिचर्डस।

एक चालीस वर्षीया महिला की दाहिनी आँख के ऊपर भौंह के पास एक मस्सा कई वर्षों से था। कास्टीकम 30 प्रतिदिन एक खुराक से एक माह पूरा होने के पूर्व समाप्त हो गया।—डॉ. होयने।

सत्तर वर्षीया रोगिणी को अचानक दाहिनी भुजा का पक्षाघात हो गया था। जीभ सूखी हुई थी—बोलने में असमर्थता थी। किसी वस्तु को गटकने में भी तकलीफ थी। रोगक्रमण के पाँच सप्ताह बाद कास्टिकम 30 प्रतिदिन एक खुराक लेने पर डेढ़ माह में ठीक हो गई।—डॉ. कुर्टज।

श्री... 16 वर्ष, अंडी। दाहिनी ऊपरी पलक में एक माह से पक्षाघात था। दृष्टि में धुंधलापन। जन्म के पूर्व पिता को गर्मी (Syphilis) की शिकायत थी।

दिनांक 1.2.87 को कास्टिकम 1000 की दो खुराक 4 घंटे के अंतर से दी गई एवं प्लैसिबो पर रखा गया। एक सप्ताह में ठीक हो गए। (लेखक)

(28) कैमोमिला

पूरा नाम कैमोमिला मेट्रिकेरिया है।

निम्नांकित लक्षणों के आधार पर इस औषध का व्यापक प्रयोग होता है।

चिड़चिड़ापन के साथ भुनभुनाना, न बोलने में सभ्यता का ख्याल रखना, न उत्तर देने में। पछतावा भी क्षणिक—फिर ज्यों का त्यों व्यवहार।

बच्चा, जो कि भावों को व्यक्त करने में सक्षम नहीं होता निरंतर रोता-चिल्लाता हैं। विभिन्न चीजें माँगता है—देने पर फेंक देता है। गोद में लेकर टहलने से क्षणिक शांति रहती है।

क्रोध के बाद उत्पन्न बीमारियाँ।

अति संवेदनशीलता के साथ दर्द; सहने में कठिनाई होती हैं—चिकित्सक को भी भुला-बुरा कहता है। दर्द के साथ सुन्नपन अथवा एक बार सुन्नपन और एक बार दर्द, ऐसा भी दर्द।

एक गाल लाल और गर्म—दूसरा गाल सफेद और ठंडा। बच्चों के दांत निकलने के समय सड़े अंडे की बदबू वाला हरे रंग का गरम दस्त होना।

जब रोगिणी प्रसव काल के दर्द से बेचैन रहती है, राहत पहुँचाने आए चिकित्सक के लिए भी अशिष्टतापूर्ण शब्दप्रयोग करती है, कैमोमिला 200 की एक खुराक उसकी उत्तेजना कम करती है और जल्दी ही सुख प्रसव हो जाता है। —डॉ. गर्नसी।

जब अस्वस्थ बालक रोता चिल्लाता है, विभिन्न चीजें माँगता है और देने पर फेंक देता है, समझ लो वह केवल एक खुराक कैमोमिला माँगता है।—डॉ. ई. बी. नैश। (ऐसी स्थिति प्रायः दन्तोदगम काल में उत्पन्न होती है, जब ज्वर, अतिसार आदि कष्ट होते हैं।)

एक व्यक्ति को बाएँ कंधे में दर्द था। दर्द सुन्नपन्न के साथ अदलता-बदलता था। डॉ. नैश ने उसे कैमोमिला से आरोग्य किया। डॉ. नैश यह भी कहते हैं कि जब दर्द से परेशान रोगी यह कहे कि अब मैं दर्द नहीं सह सकता, कैमोमिला 200 रोगी को अविलंब राहत पहुँचाता है।

एक महिला ने अधिक मात्रा में 'स्ट्रिकनिन' दवा ले ली थी। उसी विषाक्तता से उसे झटके आने लगे। सिर पीछे लटक गया। जबड़े जड़ हो गए। पूछताछ आरंभ करने पर उसने दाँतों से दाँत जोड़े हुए ही कहा—"कुछ क्यों नहीं करते ? मैं अब यह नहीं सह सकती।" इस पर उसे कैमोमिला 1000 की एक खुराक दी गई। पाँच मिनट में उसे उल्टी आई और वह अकड़न से मुक्त हो गई। शरीर में दर्द बना रहा। बाद में उसके मुँह के आसपास हार्पिज के उद्‌भेद निकल आए। रसटक्स ने उसे और शरीर के बचे दर्द को एक साथ ठीक कर दिया।—डॉ. ग्रिमर।

पाँच वर्ष की एक लड़की के कान में दर्द हो आया। दर्द रुक-रुक कर होता और क्रमशः बढ़ता जाता। वह दर्द बढ़ते ही जोरों से एकाएक रोती। कैमोमिला ने उसे पाँच मिनटों में आरोग्य कर दिया।—डॉ. हेनरी बी. हैरिस।

एक बच्चे को शय्यामूत्र की शिकायत थी। कुकुरखाँसी हो गई। बच्चा चिड़चिड़ाता था। गोद में लेकर घूमने पर चुप रहता। कैमोमिला ने आरोग्य किया।—डॉ. एच.व्ही. मिलर।

एक महिला, उम्र 24 वर्ष, ऋतुशूल से पीड़ित थी। साथ में सिर दर्द। यौवनारंभ में प्रथम माहवारी होने के समय से ही कष्टों का आरंभ हुआ। उसे बेलाडोना, काफिया, पलसेटिला, सीपिया, सल्फर और नक्स वोमिका से चिकित्सा दी गई। पर लाभ न हुआ। बाद में वह मेरे पास आई। जब वह बात करती, मानसिक उत्तेजना से भरी होती। माहवारी के एक सप्ताह पूर्व से मानसिक उत्तेजना बढ़ जाती। यह उत्तेजना

माहवारी तक रहती। माहवारी का दर्द प्रसवकालीन दर्द जैसा रहता। कैमोमिला 10 हजार शक्तिक्रम की तीन खुराकों से वह ठीक हो गई।—डॉ. स्किनर।

शक्तिक्रम-12, 30 और 200 अधिकाधिक उपयोग होता हैं

ह्रास-वृद्धि-क्रोध से रात्रि में तथा गरम से वृद्धि। दाँत दर्द के समय गरम प्रयोग से दर्द बढ़ता है। गोद में लेकर घूमने से आराम।

(29) चेलिडोनियम

इसका पूरा नाम 'चेलिडोनियम मेजस' है।

यह यकृत रोगों की एक प्रसिद्ध औषधि है। निम्नांकित लक्षण रहने पर शानदार असर दिखाती है।

(1) दाहिनी स्कंधास्थि (Right-scapula) के ठीक नीचे के हिस्से में लगातार दर्द।

(2) मुँह का स्वाद कडुवा, जीभ के मध्य भाग में पीली लेप और किनारों में लाली, मल का रंग राख जैसा अथवा मिट्टी की तरह अथवा गंधक की तरह उजला पीला, पेशाब पीली जहाँ लगे वहीं दाग छोड़े, भूख की कमी, कडुवी उल्टी अथवा ओकाई और केवल गरम पीने की इच्छा।

(3) उदरशूल—कुछ खा लेने पर पेट दर्द में कमी आ जाना।

उपर्युक्त लक्षण त्रय एक साथ अथवा स्वतंत्र रूप में मिलें तो चेलिडोनियम का उपयोग किया जाना चाहिए।

बाइस वर्षीय महिला। दिखने में स्वस्थ पर मन से उद्वेगपूर्ण। पागल हो जाने की आशंका से ग्रस्त। सिर में कैसा लगता है। पेट में दर्द, भूख गायब, प्यास की कमी, मुँह कडुवा, मल कड़ा पीला-सफेद। तेज धड़कन। चेलिडोनियम 6 प्रति तीन घंटे से। आरोग्य।—डॉ. ओ. बुचमैन।

रोगिणी, उम्र सोलह वर्ष। कमजोरी। दाहिनी स्कंधास्थि के नीचे के हिस्से में लगातार दर्द। माहवारी कुल एक बार हुई। सात माह पूर्व। अनिद्रा और प्रतिदिन पूर्वाह्न में हरे रंग की कड़वी उल्टी। कपाल में दर्द। चेलिडोनियम 30 तीन-चार खुराक देने पर एक सप्ताह में पर्याप्त सुधार। बाद में लक्षणानुसार पल्स 200 एवं ब्रायोनिया 200 दी गई।—डॉ. आर. एम. थियोबाल्ड।

चेलिडोनियम को पित्त पथरी दूर करने की और पित्त पथरी बनने से रोकने की भारी ख्याति प्राप्त है। लक्षण मिलने पर 2x या 3x का प्रयोग करना चाहिए।

शक्तिक्रम—3x, 30 और 200 आमतौर पर प्रयुक्त। लाइकोपोडियम के आगे-पीछे कई बार उपयोग करना पड़ता है।

ह्रास-वृद्धि—हिलाने डुलाने या स्पर्श से वृद्धि। दवा लेने पर या गरम पेय से आराम।

(30) चायना

इसे सिन्कोना आफिसिनेलिस भी कहते हैं।

जिन स्थितियों में इसका प्रयोग होता है वह निम्नानुसार है–

रक्तस्राव, अतिसार, शुक्रक्षय अथवा ल्युकोरिया जैसे स्रावजन्य कारणों से शरीर दुर्बल हो जाना अथवा रक्तस्राव के चलते आँख की रोशनी घट जाना, कानों में आवाजें आना तथा बेहोश हो जाना।

समय बाँधकर (with periodicity) बीमारी का आगमन–खासकर एक दिन का नागा देकर।

दर्द में स्पर्श कातरता–हवा लगने तक से वृद्धि। पर जोर से दबाने पर आराम आना।

पेट में वायु होकर पूरा पेट फूल जाना। पर डकार या अधोवायु निकलने पर भी कष्ट न घटना।

एक व्यक्ति को तीव्र वात की शिकायत थी। दर्द एक रोज नागा देकर बढ़ता था। डॉ. नैश ने उसे चायना देकर ठीक किया।

मुझे एक बार दाँतों में दर्द हो गया। गालों के ऊपर से छू जाने पर भी दर्द बढ़ जाता था। पर दाँतों को जोर से दबाने पर दर्द कम हो जाता था। चायना 200 शक्तिक्रम की एक खुराक से ठीक हो गया। (लेखक)

एक लुहार को 10 वर्षों से यक्ष्मा की शिकायत थी। चार सप्ताहों से रक्तवमन से पीड़ित हो गया। खाँसने से सिर में चक्कर होकर आँखें निकल आएगी ऐसा लगता था। एक कौर खाते ही पूरा पेट वायु से परिपूर्ण हो जाता था। डॉ. कैडेवीर ने उसे चायना 200 दी। रक्तवमन बंद होकर खाँसी में भी कमी आ गई।

एक तीन वर्ष की लड़की तीन सप्ताहों से अतिसार पीड़ित थी। दस बारह बार प्रतिदिन मलोत्सर्जन होता था। कमजोर हो गई थी। प्रति 2 घंटे से चायना 200 देकर डॉ. बेल ने उसे छत्तीस घंटों में आराम कर दिया।

बवासीर के अत्यधिक रक्तस्राव से या माहवारी के अतिरज से जब कमजोरी आकर चक्कर आते हैं, कानों में सनसनाहट आती है इसका 10-10 या 15-15 मिनटों में प्रयोग होना चाहिए।

शक्तिक्रम 30 तथा 200 का बहुलता से उपयोग होता है।

ह्रास-वृद्धि-स्पर्श से, एक दिन के अंतर से, शरीर का रस रक्त क्षय होने पर वृद्धि।

दर्द के स्थान को जोर से दबाने पर आराम।

(31) सिना

इसका प्रयोग निम्न लक्षणों पर होता है–

(1) रोगी बार-बार अपनी नाक रगड़ता है अथवा नाक के भीतर अपनी अंगुली डालता रहता है।
(2) रात में नींद के समय दाँत चबाना।
(3) पेशाब करने के बाद सफेद तलछट जमना।

ये लक्षण मोटे तौर पर कृमि दोष पीड़ित रोगियों में उत्पन्न होते हैं। तदनुसार, सिना कृमिदोष दूर करने की एक श्रेष्ठ दवा है। ये लक्षण बच्चों में अधिक देखने में आते हैं। इसलिए इसे बच्चों की विशेष दवाओं में स्थान है। लक्षण मिलने पर बड़ों के लिए भी समान रूप से प्रयुक्त होती है।

कृमि दोषयुक्त रोगी का चेहरा विवर्ण होता है। वह चिड़चिड़ाहट से भरा हुआ, असंतुष्ट प्रकृति का, बार-बार सीमा से अधिक जानेवाला, मीठा पसंद, अकड़न से पीड़ित रहने वाला, कई प्रकार के दृष्टि दोषों से युक्त, बिस्तर में पेशाब करने की आदतों वाला भी हुआ करता है। यदि ऊपर बतलाए लक्षण म्लि जाएं तो सिना सभी प्रकार के रोगों को दूर करता है।

डॉ. नैश के रिकार्डों से पता चलता है कि बार-बार नाक रगड़ने के लक्षण पर उन्होंने दो टाइफायड के रोगी ठीक किए।

पिछले पृष्ठों में मैंने एक रोगी का विवरण दिया जिसमें सिना से मिरगी रोगी ठीक किया गया।

डॉ. ब्रिरी ने कई बच्चों की श्वासनली संबंधी कई तकलीफों को सिना से ठीक किया।

एक बालक, उम्र इक्कीस माह, को 5 दिन से प्रतिदिन दस-बारह बार पतली टट्टियाँ हो रही थी। उसकी पेशाब थोड़ी देर के बाद तलछट में बदल जाती थी। सिना 200 से आरोग्य हो गया।—डॉ. जे. बी. बेल।

एक तीन वर्षीय बच्चे को हर सप्ताह ज्वर आता था। रात को नींद में दाँत चबाता था। बार-बार नाक रगड़ने की आत थी। सिना 200 बीच-बीच में देते रहने पर ज्वर आने से मुक्ति मिल गई।—डॉ. होयने।

एक बालक को 10 दिन से अपराह्न में जाड़ा लगकर ज्वर आ रहा था। ज्वर तीव्र होकर आक्षेय या झटके भी आद। पेट में दर्द, आँखों की पुतलियाँ प्रसारित। बार-बार नाक रगड़ता। बेचैनी थी—दाँत चबाता। पेट फूला हुआ। एलोपैथी विफल हो गई थी। उसे सिना 200 जल में मिलाकर एक-एक चम्मच प्रति दो घंटे दी गई। दूसरे दिन ठीक हो गया। तीन दिन में पूर्णरूपेण दुरुस्त।—डॉ. एफ. बी. स्मिथ।

तीन वर्ष की बालिका पेशियों की अकड़न और ज्वर से पीड़ित थी। एलोपैथी दवाएँ दी जा रही थीं। लगभग तीन सप्ताह बाद उसे कृमि निकल जाने के लिए विशेष दवाएँ दी गईं। इससे उसका ज्वर बढ़कर अकड़न बढ़ गई। गर्दन की पेशियाँ

कड़ी पड़ गईं। सेरिब्रोस्पाइनल मैनिनजाइटिस के गंभीर लक्षण प्रगट हो गए। उसे सिना के लक्षण मिलने पर सिना 3 प्रति घंटा एक खुराक के हिसाब से तीन खुराक दी गई। बाद में प्रति तीन घंटे से देना आरंभ किया। चौबीस घंटों के बाद सिना 30 सुबह-शाम दी गई। सप्ताह भर बाद उसके कई बार बड़ी-बड़ी कृमियाँ निकली। तीसरे सप्ताह के बाद उसकी भूख स्वाभाविक हो गई। छठवाँ माह गुजरते-गुजरते वह हर मायने में एक स्वस्थ बच्ची हो गई।—डॉ. जार्ज. रायल।

'लसिका-ग्रंथि स्फीति रोग जिसे स्क्राफुलोसिस' कहा जाता रहा है मूल रूप में 'सोराविष दोष' का प्रकट रूप है। इसका विभिन्न आयु वर्ग में विभिन्न प्रकार से प्रकटीकरण होता है।...सोरा दोषयुक्त बच्चे दंतोद्गम कालीन रोगों से अधिक पीड़ित होते हैं।...यह दोष किसी भी लसिका ग्रंथियों को बचपन में अधिक प्रभावित करता है, किसी को उसी परिवार में अथवा स्वयं को ही भिन्न आयु में यक्ष्मा की ओर ले जाता है।...

इस तथ्य से एलोपैथिक मतवाद की बहुत सारी मान्यताएँ भ्रामक सिद्ध होती हैं जब सिना 1000 से वे स्क्राफुलोसिस से ग्रस्त बच्चे ठीक हो जाते हैं जो बार-बार अपनी नाक में अंगुली करते हैं, जो मिजाज से चिड़चिड़े हैं या जिन्हें मनाना कष्टप्रद है, जिनकी पेशाब थोड़ी देर में सफेदी में बदल जाती है, जो रात्रि में बिस्तर में अकड़ते रहते हैं अथवा राक्षसी भूख से ग्रस्त होते हैं।''—डॉ. एच.एन. गर्नसी, एम. डी.।

श्री... 16 वर्ष, बुढ़ार। मिरगी। कई वर्षों से। प्रायः अमावस्या के आसपास दौरा आता था। नींद में कमी। **रात में सोने पर नींद में दाँत कटकटाना, मुँह से लार का स्राव। मल में छोटी-छोटी कृमियाँ निकलती हैं।** दौरे के बाद खूब पसीना। जन्म के पूर्व पिता को सुजाक की बीमारी थी।

27.12.87 को सिना 1000 की 2 खुराकें 2 घंटों के अंतर से दी गई। 24.1.88 को रोगी प्रसन्न था। उसे इस बीच दौरा नहीं आया था। शरीर में गर्मी की अनुभूति। ठंडक की चाह। सल्फर 500 एक खुराक दी गई। 26.3.88 तक कोई दौरा नहीं। सल्फर 1000 एक खुराक देकर चिकित्सा बंद की गई। पर 6.6.88 को फिर दौरा आया। सल्फर 50 हजार की एक खुराक दी गई। दौरे बंद हो गए। परंतु रोगी को **सोते समय दाँत किटकिटाने की तकलीफ** बढ़ने पर सिना 10 हजार की एक खुराक 2.4.89 को दी गई इसके बाद रोगी पूर्णरूपेण स्वस्थ हो गया। (लेखक)

शक्तिक्रम—30 एवं 200 अधिकाधिक प्रयुक्त।

ह्रास-वृद्धि—रात में, धूप से अथवा गर्म मौसम में वृद्धि।

भारतीय जड़ी-बूटी से बनी दवा **आटिस्टा इंडिका 3X** हर प्रकार की कृमियों एवं उसके उपसर्गों जैसे नाभि के चारों ओर दर्द, गले में कुछ अटका हुआ लगना,

आदि के लिए श्रेष्ठ औषधि है। इसका प्रयोग सुबह-शाम करना चाहिए। बच्चों के कृमिजनित पेट दर्द को यह जल्दी ठीक करती है। मैं बच्चों के कृमि विकारों—नाक खुजलाना, रात में दाँत चबाना, मुँह में पानी आ जाना, पेट दर्द, अकड़न, छोटी-छोटी कृमि निकलना—आदि में इस औषध का प्रायः प्रयोग करता हूँ और लाभ उठाता हूँ। आवश्यकता पड़ने पर 4-4 घंटों से भी प्रयोग करता हूँ। बीच में एक खुराक सल्फर 30 या 200 भी दे देता हूँ। इससे तीव्रता से आरोग्य होता है। (लेखक)

(32) कॉफिया

इसका पूरा नाम 'कॉफिया क्रूडा' है।

यह कॉफी से बनती है। जो लोग बहुत अधिक काफी पीते हैं उन्हें अनिद्रा की शिकायत हो जाती है। स्वाभाविक रूप में होमियोपैथी के 'समः समं शमयति' के सिद्धांतों के अनुसार यह 'अनिद्रा' की एक जबर्दस्त दवाई है। अनिद्रा में विशेषतः जब एक के बाद एक विचार आते रहते हैं और नींद नहीं आती—यह आसानी से और बिना किसी दुष्प्रभाव के नींद ला देती है। सोने पर नींद न आने पर कॉफिया 200 की एक खुराक प्रायः पर्याप्त होती है।

दाँत दर्द की भी यह एक शानदार दवा है। जब मुँह में ठंडा जल लेने पर दर्द शांत हो जाए और वह जल गरम होते ही फिर दर्द उभर आए तो कॉफिया उसे शानदार तरीकों से ठीक करती है।

अन्य स्थानों के दर्दों में भी कॉफिया आरोग्यकारी परिणाम देने में सक्षम है। परंतु उन्हीं रोगियों के दर्दों में यह कारगर होता है जो असामान्य रूप में अपने आप में अति संवेदी होते हैं। इसका अर्थ यह है कि ऐसे रोगी जो बारीक अक्षर भी आसानी से पढ़ लेते हैं अथवा सुनने और गंध लेने की शक्ति जिनकी बढ़ी हुई होती है। तदनुसार थोड़े से दर्द को भी जो असाधारण रूप में महसूस करते हुए बेचैन हो जाते हैं, उन्हीं रोगियों के दर्द को कॉफिया दुरुस्त करता हैं चाहे जहाँ भी यह दर्द हो। अन्य दवाओं का लक्षण न मिलने पर दर्द की हालत में कॉफिया अवश्य देना चाहिए।

बत्तीस वर्षीय रोगी। चंद दिनों से दाँत दर्द से परेशान था। दर्द मध्यरात्रि को उठता और सुबह तक चलता। ठंडा जल पीने से राहत मिलती। कॉफिया 200 देने पर ठीक हो गया।—डॉ. होयने।

भयंकर दाँत दर्द। बर्फीले ठंड़े जल से राहत। कॉफिया 30 देने पर आराम आ गया।—डॉ. क्लार्क।

ग्यारह महीने का बालक उनींदा रहकर भी तीन रातों से ठीक से सो नहीं पा रहा था। सुबह ही नींद आती। कॉफिया 30 देने पर गहरी नींद में सो गया।—डॉ. हैलेट।

शक्तिक्रम–30 एवं 200 अधिक प्रयुक्त।

ह्रास-वृद्धि–मानसिक, संवेग से वृद्धि। मुँह में ठंडा लेने पर।

(33) कालोसिन्थ

उदरशूल की यह जादुई दवा हैं। जब दर्द की वजह से रोगी सामने कीं ओर झुककर पेट को हाथों से दबा लेता है या किसी कड़ी चीज में टिका देता है अथवा पेट दबाकर शरीर को इधर-उधर मोड़ने-मरोड़ने लगता है, तब इस दवा को देने पर तेजी से दर्द कम हो जाता है। इसके प्रयोग का एकमात्र सिद्ध लक्षण है दर्द की हालत में आगे झुककर पेट-दबा लेना–चाहे हाथ से हो या अन्य चीज से।

डॉ. टी.एल. ब्राउन ने एक बार डॉ. ई. बी. नैश से कहा था–''यदि सूक्ष्म मात्राओं की शक्ति पर मुझे कुछ भी संदेह था तो कोलोसिन्थ ने उसे दूर कर दिया; क्योंकि बच्चों से लेकर जवान तक यहाँ तक कि घोड़े का उदरशूल भी मैंने इससे आरोग्य किया है। इससे तुरंत लाभ होता है।''

इतनी ही असाधारण है यह दवा उदरशूल में।

रक्तामाशय या अंत्रप्रदाह में भी यदि दर्द के समय रोगी सामने पेट दबाकर झुक जाता है अथवा रोगिणी डिंबाशय के दर्द के समय सामने पेट दबाकर झुक जाती है, तो कोलोसिन्थ का प्रयोग करना चाहिए। सायटिका नामक रोग के दर्द में यह दवा तब लाभ करती है जब रोगी को दर्द युक्त स्थान को दबाने पर आराम मिलता हों।

'मैग्नेशिया फास' नामक दवा के साथ इस दवा का बहुत करीबी साम्य है। परंतु 'मैग्नेशिया फास' का दर्द गर्म प्रयोग से आराम होता है। इसलिए यदि रोगी को दर्द में गरम प्रयोग से राहत मिले तो उसे कोलोसिन्थ न देकर मैग्नेशिया फास देना चाहिए।

उदरशूल में, वह पित्त पथरी के कारण ही क्यों न हो, यदि दर्द पीठ की ओर तनने से (कोलोसिन्थ के विपरीत) कम मालूम पड़े तो 'डायस्कोरिया' देना चाहिए। 'डायस्कोरिया' में पित्त पत्थरी को भी समाप्त करने की ताकत होती है। इसका प्रयोग 30 या 200शक्तिक्रम में समान रूप से लाभकारी होता है। कुछ चिकित्सक मूल अर्क दिए जाने की अनुशंसा करते हैं।

कोलोसिन्थ 3x, 30 या 200 शक्तिक्रम में अधिकाधिक प्रयुक्त होता है।

उदरशूल के पुराने रोगियों को कोलोसिन्थ से आंशिक लाभ होने पर प्रतिदिन खाली पेट सल्फर 30 दो-तीन दिनों तक देना चाहिए। सल्फर से उदरशूल की जड़ पर आघात होता हैं वह रोग के पुनराक्रमण को भी रोकता है। कोलोसिन्थ से लाभ हो जाने पर भी एक-दो खुराक सल्फर खाली पेट सुबह दे देना लाभकारी होता है।

ह्रास-वृद्धि-क्रोध के बाद वृद्धि। सामने की ओर झुकने पर या दबाने से आराम।

(34) क्रैटिगस आक्जेकैन्था

यह एक विषाक्तता रहित निर्दोष दवा है और हृदय रोगों में इसका बार-बार प्रयोग होता है। इसे एक श्रेष्ठ 'हार्ट टानिक' होने का दर्जा प्राप्त है।

यह पुराने हृदय रोगों की विशिष्ट दवा हैं। चक्कर आना, हृदय का आकार बड़ा होना, हत्शूल, हत् कपाटों की बीमारियाँ, श्वास कष्ट, अचानक हत्पिड की क्रिया लोप होने की स्थिति, आदि में यह दवा असाधारण रूप में काम करती है। संक्षेप में हर प्रकार के हृदय रोगों में यह दी जा सकती है। डिजिटेलिस एक विषाक्त दवा होती है। इसलिए इसका गलत या अनावश्यक प्रयोग होने पर रोगी को नुकसान होने की संभावना होती है। पर 'क्रैटिगस' इस दुर्गुण से मुक्त है। यह उच्च रक्त चाप (Hypertension) में भी कारगर होती है। मात्रा मूल अर्क 5 बूंद वयस्को के लिए। भोजन के बाद एक चम्मच जल में दो बार अथवा अधिक बार। खाली पेट में लेने पर किसी किसी को ओकाई आती है। यह निर्भय होकर लंबे समय तक दी जा सकती है।

एक बारह वर्षीय लड़की आंत्रिक ज्वर के तीसरे सप्ताह में अचानक मरणोन्मुखी हो बैठी। श्वासकष्ट के साथ हाथ-पैर ठंडे हो गए। नाड़ी 120 बार प्रति मिनट हो गई। कुछ दवाएँ दी गई, पर लाभ न हुआ। 5-5 बूंद क्रैटिगस मूल अर्क प्रति 2 घंटे से देने पर तुरंत रास्ते पर आ गई।–डॉ. जे. एच. क्लार्क।

श्री... 55 वर्ष। कोतमा। हृदय प्रदेश (Precordial Region) में दबाकर रखने जैसा दर्द–तीन महिनों से। भिलाई में चिकित्सा हुई। 29.6.89 को ई. सी. जी. में (Myocardial infarction acute) बतलाया गया दर्द में कोई सुधार नहीं। मूलतः रोग खतरनाक। दर्द की ह्रास-वद्धि के संबंध में रोगी की अभिव्यक्ति में स्पष्टता नहीं मिली। केवल इतना ही ज्ञात हुआ कि आराम से घटता था। अन्य लक्षण निम्नांकित थे–

पाँवों के तलवों में जलन। सायं एवं रात में वृद्धि। दूध और अरंडी का तेल लगाने से उसी ठंडक से आराम। मस्तिष्क में सहज रूप से तनाव आने की प्रवृत्ति। यौन समागम से आराम मिलता है। 22 वर्ष की उम्र में मस्तिष्क विकार की स्थिति उत्पन्न हो गई थी, कामशक्ति की अत्यंत तीव्रता थी उन दिनों में। विवाह होने पर सब ठीक हुआ। चूतड़ में चर्म रोग था कई वर्षो पूर्व। मल्हम चिकित्सा से आरोग्य हुआ। पिता को दमा था, भाई को मधुमेह एवं माँ को संग्रहणी। भूख बर्दाश्त नहीं होती थी। कमजोरी। व्यवसाय में व्यवधान आ गया है। चिंतित रहते हैं।

दिनांक 28.8.89 को सल्फर 200 एक खुराक देकर प्रतिदिन भोजन के बाद दोपहर एवं रात को 5 बूंद मात्रा में थोड़े जल के साथ क्रैटिगस Ø लेने का निर्देश दिया।

11.9.89 को रोगी ने हल्का सुधार बताया। कमजोरी में कमी थी। दवा कुछ नहीं... क्रैटिगस Ø यथावत चलाने को कहा। 4.2.90 तक लगातार सुधार रोगी काफी अच्छा पर पैरों में जलन यथावत था। 4.2.90 को सल्फर 500 दिनांक 3.5.90 को सल्फर 1000 एवं 15.6.90 को रोगी ने बतलाया कि वह पूरी शक्ति से अपने व्यवसाय में जुटे हुए थे...शरीर पूरा स्वस्थ था। उन्हें क्रैटिगस लेते रहने को कहा गया। (लेखक)

अर्जुन या टार्मिनेलिया अर्जुन

आयुर्वेद में इस वृक्ष की छाल का उपयोग प्राचीन काल से हृदय रोगों में होता आ रहा है। होमियोपैथी में इसका परीक्षण आंशिक रूप में हुआ है। इसमें कोई संदेह नहीं कि यह एक श्रेष्ठ 'हार्ट टानिक' है।

हृत्स्पंदन में, छाती घड़घड़ाने में, हृत्शूल (एंजाइना पेक्टोरिस) में, अथवा शोथ रोग में हृदय आक्रांत होने पर यह दवा 'क्रैटिगस' की तरह समान रूप से कार्य करती है। इसकी क्रिया 'क्रैटिगस' के समकक्ष होती है। डॉ. जगदीश चंद्र भट्टाचार्य के अनुसार 'क्रैटिगस' से नतीजा न मिलने पर 'अर्जुन' का एवं 'अर्जुन' से परिणाम न मिलने पर क्रैटिगस का प्रयोग करना चाहिए।

क्रैटिगस की तरह इसका उपयोग लंबे समय तक निर्भय होकर किया जा सकता है।

शक्तिक्रम–Ø, 1x, 3x, 6x, में। मूल अर्क देना हो तो 10 से 30 बूंद प्रतिदिन 3-4 बार देना चाहिए।

(हृदय रोगों के लिए 'डिजिटेलिस' भी देखें)

(35) कुप्रम मेट

इसका पूरा नाम 'कुप्रम मेटालिकम' है।

आक्षेप या अकड़न की प्रसिद्ध औषधि है। किसी स्थान का दर्द रुककर, स्राव बंद होकर या चर्म रोग दबकर, आदि स्थितियों में अकड़न होना। हाथ की अंगुलियों या पैर की अंगुलियों से आरंभ होकर अकड़न पूरे शरीर में फैलना। अकड़न के समय अंगुलियाँ मुट्ठी बंद होने की तरह भीतर की ओर मुड़ना ('सिकेल कार' नामक दवा उन परिस्थितियों में कारगर होती है जब अकड़न के समय अंगुलियाँ हथेली के पीठ की ओर मुड़ती है और फैलती है।)

बहुत अधिक मानसिक परिश्रम के कारण नींद न आना और इससे भारी शारीरिक मानसिक सुस्ती होना।

कठिन प्रकार की खाँसी में–जैसा कि 'कुकुरखाँसी या हूपिंग कफ' एक उदाहरण है–खाँसते-खाँसते अकबका जाना और चेहरा नीला पड़ जाना। (बेलेडोना में चेहरा

लाल हो जाता है।)

हैजा की बढ़ी हुई हालतों में, जब शरीर बरफ की तरह ठंडा हो जाता है त्वचा का रंग नीला पड़ जाता है, मल पतला चावल धोए जल की तरह अथवा सड़े कुम्हड़ा के टुकड़ों जैसे टुकड़े वाला होता है, पेट में तीव्र यंत्रणा होती है, श्वास लेने में कष्ट होता है और शरीर की विभिन्न पेशियों में खिंचाव होने लगता है एवं इस खिंचाव की वजह से हाथ की अंगुलियाँ मुट्ठी बंद होने लगती है, तब कूप्रम मेट तेजी से लाभ करता है।

हैजा में कुप्रम मेट की तरह प्रमुख रूप से कैम्फर और वेरेट्रम अल्बम की भी जरूरत होती है। मल का रंग रूप तीनों में ही समान रह सकता है परंतु वेरेट्रम का निर्णायक लक्षण है शरीर के प्रबल ठंडापन के साथ अथवा ठंडापन के बगैर ही कपाल में ठंडा पसीना निकल आना और कैम्फर का निर्णायक लक्षण है शरीर के ठंडापन के साथ रोगी द्वारां किसी भी प्रकार ढंका जाना पसंद न करना, ढांक देने पर कपड़े फेंक देना।

हैजा के ऐंठन में वेरेट्रम अल्बम के साथ कुप्रम मेट पर्याय क्रम से देकर अर्थात अदल बदल कर भी लाभ उठाया जाता है।

कुप्रम मेट के प्रयोग के कुछ अन्य विचित्र लक्षण है जो अन्य दवा में नहीं मिलते। जैसे–

(1) जल पीते समय गड़गड़ आवाज के साथ जल का पेट में प्रवेश करना।

(2) साँप की तरह जीभ का बार-बार भीतर बाहर करते हुए लपलपाना।

(3) पलके बंद रहने पर आँखों की पुतलियाँ घूमती नजर आना।

एक रोगी को जरूरत से ज्यादा मानसिक श्रम करने के बाद भारी थकावट आ गई। आंतरिक बेचैनी के साथ चक्कर आने लगे। नींद भी बेचैनीपूर्ण थी। कुप्रम मेट से आरोग्य हो गया।–डॉ. स्मिड

एक 20 वर्षीय महिला को कुछ दिनों से सिर दर्द के साथ गले में घाव था। औषधियों से लाभ न होकर बिस्तर पकड़ लिया। सिर तकिए से लुढ़का हुआ, मुँह खुला, गालों में ललामी, तीव्र श्वास कष्ट–आवाज बाहर से साफ सुनाई पड़ती–हाथ पैरों में अकड़न। वायु नली हड्डी की तरह कड़ी। कुप्रम मेट 30 देने पर आधे घंटे में राहत दिखने लगी। एक घंटे में अकड़न खत्म हो गई।–डॉ. पियर्सन।

हैजा महामारी में मैंने लक्षण मिलने पर उन कई रोगियों को कूपम्र मेट 30 से आरोग्य किया जिन्हें एलोपैथी ने त्याग दिया था।–डॉ. डी. एस. स्मिथ।

एक दस वर्ष की बालिका पाँच वर्ष से पीड़ित थी। उसे सप्ताह में दो से तीन बार बेहोशी के दौरे आते थे। मुँह और हाथ-पैरों की पेशियों में झटके आने लगते–सारा शरीर कड़ा पड़ जाता। कभी-कभी गिर पड़ती। कुप्रम मेट 6 शक्ति सुबह-शाम देने पर ठीक हो गई।–डॉ. बोजेनस

एक युवा सैनिक को चलते समय अनैच्छिक रूप में बार-बार घुटने मुड़ जाने की शिकायत हो गई। इससे वह जमीन पर गिर जाता। कुप्रम मेट 30 एक ही खुराक से ठीक हो गया। डॉ. जान. सी. मारगान।

शक्तिक्रम–30 एवं 200।

ह्रास-वृद्धि–गरम आबोहवा से वृद्धि। शीतल जल पीने से आराम।

(36) डिजिटेलिस

इसका पूरा नाम 'डिजिटेलिस पर्प्युरिया' है।

यह ह्दय रोगों तथ यकृत की वृद्धि से उत्पन्न रोगों की एक प्रसिद्ध दवा है। लक्षणानुसार प्रयोग किए जाने पर असाधारण लाभ पहुँचाती है।

इसके प्रयोग के सिद्ध लक्षण निम्नानुसार हैं–

(1) नाड़ी अनियमित, धीमी (जैसे प्रतिमिनट-50) और अत्यंत कमजोर। प्रत्येक तीसरा, पाँचवा अथवा सातवाँ स्पंदन लुप्त होना।

(2) चेहरे में नीलांग। चेहरे की त्वचा, पलकें, ओंठ, जीभ, सभी नीले।

(3) यकृत की वृद्धि, कड़ापन और दर्द। जबर्दस्त पीलिया। इसके साथ ही नाड़ी का धीमापन।

(4) मल का रंग चाक मिट्टी की तरह सफेद।

(5) थोड़े से परिश्रम से श्वास कष्ट बढ़ जाना। सोने के साथ श्वास रुक जाने का भय।

(6) ह्दय और यकृत रोगों के कारण शोथ रोग (Dropsy) पेशाब में कमी। नाड़ी और यकृत संबंधी लक्षण मिलने पर कारगर।

एक पीलियाग्रस्त युवक, जिसकी आँखों का सफेद अंश सोने जैसा पीला था, और शरीर की त्वचा भी उसी रंग की थी, की नाड़ी प्रति मिनट तीस बार थी, डिजिटेलिस देने पर अच्छा हो गया।–डॉ. नैश।

एक दिन डॉ. नैश के पास एक वृद्ध व्यक्ति शराबी की तरह अस्थिर चाल के साथ आया। वह ह्दयरोगी था। चेहरा नीला, चलने से हाँफता हुआ-बोलने में असमर्थ। उसकी नाड़ी अनियमित थी, रुक-रुक कर चल रही थीं कई सप्ताह से पीड़ित था–बिना बैठे चल नहीं पाता था। कई बार गिर चुका था। उसे विश्वास था कि वह इसी ह्दय रोग से मर जाएगा। उसे पानी में मिलाकर डिजिटेलिस 2 शक्तिक्रम की कुछ बूंदें दी गई। कुछ दिन बाद वह अपने घर के सामने कुदाली से बर्फ हटा रहा था। इसके बाद भी वह स्वस्थ रहा।

शक्तिक्रम–3 और 30 अधिकाधिक।

(37) डल्कामारा

जब दिन में गरमी हो और रात में ठंडी तब सभी बीमारियों के प्रारंभ में (सर्दी, खाँसी, बुखार, खसरा, अतिसार, चर्मरोग, दर्द आदि में) डल्कामारा देना चाहिए।

जब बरसात भरपूर हो और हवा आर्द्रता से परिपूर्ण हो जाए तो भी डल्कामारा से वे सभी रोग ठीक होते है जो आर्द्रता के प्रभाव से उत्पन्न होते हैं। मामूली सर्दी खाँसी हो, वात हो, चक्षुप्रदाह हो अथवा पक्षाघात जैसी बड़ी बीमारी।

मेरी एक मात्र पुत्री, जब वह लगभग सात आठ माहों की थी, श्वासकष्ट के आकस्मिक दौरों से पीड़ित हो गई। अचानक नीली होकर अकड़ जाती, लगता श्वास रुक जाएगा। बरसात के दिनों का अंतिम काल था। हवा में काफी आर्द्रता थी। डल्कामारा 200 एक खुराक दी गई। उसके बाद उसे फिर दौरा नहीं आया। (लेखक)

आर्द्रता के प्रभाव से उत्पन्न ज्वर, ब्राकांइटिस आदि से पीड़ित अनेकानेक रोगियों को अब तक मैंने डल्कामारा से ठीक किया है। मैं या तो डल्कामारा 30 चार-पाँच खुराक 2-2 घंटे के अंतराल पर देकर फलाफल के लिए इंतजार करता हूँ या फिर डल्कामारा 200 शक्तिक्रम 2-3 खुराक 2-2 घंटों से देकर। प्रायः इसी से अगले दिन अच्छा नतीजा प्राप्त हो जाता है। लाभ न होने पर मैं या तो शक्तिक्रम बदलता हूँ अथवा अन्य औषधि के संबंध में सोचता हूँ। (लेखक)

एक अठारह वर्षीय नौजवान 'परागज ज्वर' याने 'हे-फीवर' से पीड़ित था। लगातार छींक, प्रायः नाक से श्वास-प्रश्वास की असुविधा, नाक और आँख से अत्यधिक तरल स्राव। जल की तरह। खुली हवा में वृद्धि। बंद घर में रहने पर आराम। कटे हुए घास के पास जाने से भी वृद्धि। गर्मी के मौसम में भी बंद घर में रहने को बाध्य होना। "खुली हवा में वृद्धि एवं गरम बंद कमरे में रहने से आराम' इन लक्षणों को मैंने निर्णायक माना एवं उसे डल्कामारा 200 एक औंस जल में मिलाकर हर तीसरे घंटे एक-एक चम्मच देने लगा। इससे उसे पूरी तरह आराम हो गया।—डॉ. सी. डब्ल्यू. बोड्से।

हर रात पतले दस्त, ठंड में और अधिक पेट दर्द के साथ। साथ में बेचैनी और थकावट। रोगिणी एक महिला। डल्कामारा 3 प्रतिदिन लेने पर ठीक हो गई।—डॉ. स्माल।

रोगी को ठंडी लग गई। भयानक पेट दर्द के साथ उल्टी और टट्टियाँ होने लगी। डल्कामारा 200 से आरोग्य कर दिया।—डॉ. होयने।

शक्तिक्रम 30 तथा 200

ह्रास वृद्धि—रात में, खुली हवा में, ठंडी से, आर्द्रता एवं वर्षा में वृद्धि। चलने फिरने से या गरम प्रयोग से या बंद कमरे में रहने से आराम।

(38) युफ्रेशिया

इसका पूरा नाम युफ्रेशिया आफिसिनेलिस है।

यह आँखों के अनेक रोगों की एक प्रसिद्ध दवा है। आँखों के रोग का नाम कुछ भी हो यदि आँखों से निकलने वाला द्रव या आँसू त्वचा को उधेड़ सा देता हो या कि रोगी को लगे कि आँखों का द्रव जहाँ लगता है वहाँ जलन या चुनमुनाहट पैदा कर देता है तो आँखों के हर रोग को यह दवा दूर करेगी। इस औषधि के इस चरित्रगत स्वभाव को सूत्रबद्ध करते हुए डॉ. पियर्स ने संक्षेप में कहा—Euphrasia excoriates eyes अर्थात् "युफ्रेशिया आँखों को छील देता है।" स्वभावतः युफ्रेशिया का यह चरित्रगत लक्षण मिलने पर नया-पुराना चक्षु प्रदाह या कंजंकिटवाइटिस, उपतारा प्रदाह या आइराइटिस, कनीनिका प्रदाह या केराटाइटिस, दाग, कनीनिका या कार्निया की अस्वच्छता आदि सभी रोग युफ्रेशिया में आरोग्य होगा।

इस औषधि का बाह्य प्रयोग भी होता है। एक औंस या तीस एम. एल. जल में दस बूंद युफ्रेशिया मूल अर्क डालने से आँखों में डालने की दवा तैयार हो जाती है। बाह्य प्रयोग के साथ शक्तिकृत दवा का अवश्य ही सेवन कराते रहना चाहिए।

इस दवा से सर्दी भी ठीक होती है। आँख-नाक से समान रूप से तरल बहता हो और आँखों से निकलने वाले तरल से चमड़ा उघरता हो किंतु नाक से निकलने वाला तरल बिलकुल सौम्य या अनुत्तेजक हो तो यह दवा आरोग्यकारी सिद्ध होती है। **आँखों का द्रव उत्तेजक और नाक का अनुत्तेजक** यह इस दवा का दूसरा महत्त्वपूर्ण लक्षण है। इस लक्षण के आधार पर कई रोग ठीक हो सकते हैं।

खाँसी का रात्रि में बढ़ना एक प्राकृतिक नियम है परंतु जो खाँसी केवल दिन में आए और रात में शांत रहे उस खाँसी की एकमात्र दवा युफ्रेशिया होती है।

अनेक महिलाओं को नियमित समय पर दर्द के साथ माहवारी शुरू होती है पर एक-दो घंटों में ही स्राव बंद हो जाता है अथवा विलंब से माहवारी शुरू होती है और कुल एक दिन रहकर बंद हो जाती है। ऐसी विचित्र माहवारी को युफ्रेशिया देकर दुरुस्त किया जा सकता है,

वृक्ष की शाखा से आघात लगकर एक व्यक्ति की दाहिनी आँख में भयानक दर्द हो गया। आँसू निकलता जो जलन करने वाला था। हवा लगते ही दर्द बढ़ता। आर्निका विफल होने पर युफ्रेशिया 100 दी गई। दूसरे ही दिन ठीक हो गया।—डॉ. टुरेल।

शक्तिक्रम—30 एवं 200।

ह्रास-वृद्धि—ठंडी हवा से वृद्धि। खाँसी दिन में बढ़ना। खाँसी रात में आराम।

(39) फेरम फास

इसका पूरा नाम फेरम फास्फोरिकम है। यह सुसलर की एक बायोकेमिक दवा है।

यह प्रदाहों की या रोगों की आरंभिक स्थितियों के लिए एक शानदार दवा हैं। इसलिए फोड़ों अथवा सर्दी ब्रांकाइटिस आदि की शुरुआत में बहुलता से प्रयोग होता है। ज्वरों का आरंभ होते ही इसे देना चाहिए जबकि लक्षण एकोनाइट एवं बेलाडोना से तुलनात्मक दृष्टि से मृदु हो एवं जेलसिमियम की तरह सुस्ती से पूर्ण न हो।

एकोनाइट के ज्वर में बेचैनी रहती है। बेलाडोना के ज्वर में चेहरे की त्वचा ललामी युक्त होती है। फेरम फास उन ज्वरों को दुरुस्त करता है जहाँ एकोनाइट जैसी बेचैनी अथवा बेलाडोना जैसी त्वचा में गहरी ललामी नहीं होती।

एकोनाइट के ज्वर लक्षणों में एकोनाइट ही देना चाहिए और बेलाडोना के ज्वर लक्षणों में बेलाडोना। कुछ लोग बायोकेमिक दवाओं की दुनिया के बाहर नहीं निकलना चाहते। वे कहते हैं कि बायोकेमिस्ट्री में न एकोनाइट होता है न बेलाडोना। इसलिए एकोनाइट एवं बेलाडोना के लक्षणों में भी फेरम फास देना चाहिए। यह उनकी भूल है। चिकित्सा शास्त्र का उद्देश्य रोगी को त्वरित एवं सुखद आरोग्य निर्दोष रूप से देना है।

एकोनाइट या बेलाडोना के लक्षणों में फेरम फास देने पर इस उद्देश्य की संप्राप्ति संभव नहीं।

एक रोगी को 104^0 ज्वर था। थकावट के साथ पेशियों और सिर में दर्द था। भूख घटी हुई। फेरम फास 12x दिया गया। दूसरे दिन रोगी के कष्ट और बढ़ गए। फेरम फास 6x दिया गया। अविलंब फायदा हुआ।—डॉ. जी. एच. मार्टिन।

फेरम फास 3x शक्तिक्रम में हिमोग्लोबिन बढ़ाता हैं इसलिए रक्ताल्पता की श्रेष्ठ औषधि है। यह उजले लाल रंग के रक्तस्राव को भी रोकता है। डॉ. कपूर एवं डॉ. रिचर्ड ह्युजेस ने नकसीर फूटने के अनेक रोगियों को फेरम फास 1x शक्तिक्रम खिलाकर ठीक किए।

शक्तिक्रम—3x, 6x, शक्तिक्रम जल्दी जल्दी देने की बात बहुत से चिकित्सक करते हैं। पर 6, 30 एवं 200 शक्तिक्रम भी भरपूर कारगर होते हैं। डॉ. सुशलर 6x तथा 12x की सिफारिश करते रहे हैं। रात को 3x, 6x, नहीं देना चाहिए। नींद गड़बड़ा सकती हैं। डॉ. एम.एल. टाइलर के अनुसार फेरम फास उच्चशक्ति क्रम में सूक्ष्म उद्दीपन का कार्य अधिक अच्छी तरह करता है।

ह्रास-वृद्धि-रात में या प्रायः 4 से 6 के बीच वृद्धि। दर्द हिलने-डुलने पर बढ़ता है। ठंड से आराम।

(40) जेलसेमियम

इसका पूरा नाम जेलसेमियम सेम्परवाइरेनूस है।

कहा गया है कि इसके प्रयोग के लिए प्रमुख लक्षण अंग्रेजी के तीन 'D' से व्यक्त होते हैं। यथा–(1) D=Dullness = सुस्ती (2) D=Dizziness = चक्कर (3) D=Drowsiness = निद्रालुता। अर्थात किसी भी रोगी में सुस्ती या निद्रालुता या चक्कर के लक्षण मिले तो इस दवा को देने पर रोगारोग्य होगा।

बच्चों में कई तरह के ज्वर लक्षणों में चाहे सर्दी ज्वर हो या खसरा या यकृत-प्लीहा युक्त ज्वर कई बार बच्चे सुस्ती के साथ निद्रालुता की अवस्था में मिलते हैं। यदि साथ में उनके हाथ-पैर ठंडे मिले और नाक से तरल सर्दी निकलती हो तो भी सुस्ती और निद्रालुता के लक्षणों के आधार पर जेल सिमियम का प्रयोग करने पर जटिलता रहित सारे रोगी अच्छे हो जाते हैं। इसी कारण बच्चों के लिए इस औषधि को परम मित्र माना गया है।

परंतु इस औषधि के व्यापक प्रयोग के लिए निम्नांकित लक्षणों पर भी ध्यान दिया जाना चाहिए जो मिल जाने पर रोगियों को शानदार तरीकों से रोगारोग्य प्रदान करते हैं।–

(1) मन के स्तर पर साहस की कमी–इसी वजह से स्टेज पर जाने से या सामाजिक मेलजोल से कतराना। मंदिर, मस्जिद, चर्च, सिनेमा आदि स्थानों अथवा अन्य घरों में जाने से पहले पाखाना लग आना।

(2) अचानक आनंद, दुःख अथवा भय से उत्पन्न रोग।

(3) एक अंग में अथवा समूचे शरीर में कंपन।

(4) चालक पेशियों का पक्षाघात। पेशियाँ इच्छुनसार कार्य नहीं करती। तभी जीभ भारी हो जाती है या रोगी फुसफुसाकर बोलता है या खाये हुए पदार्थों को ठीक-ठीक गुटक नहीं पाता या आँखों की पलकें लटक जाती हैं। उनका बंद करना और खोलना कठिन हो जाता है या मल बिना जानकारी के निकल पड़ता है या पेशाब बंद हो जाती है या निकलने में कष्ट होता है या हाथ पैरों के परिचालन की शक्ति घट जाती है, आदि।

(5) द्वित्व दर्शन–प्रत्येक वस्तु दो-दो दिखना।

डॉ. आर स्किन व्हाइट ने लिखा है कि उन्होंने आक्षेप पीड़ित एक सद्यजात बच्चे को, जिसकी माँ उसके जन्म के तीन सप्ताह पूर्व अपने छोटे भाई को आग से जलते देखकर बुरी तरह भयभीत हो गई थी, जेलसेमियम देकर बचाया था। उस बच्चे की ठुड्डी निरंतरता से काँपती थी। इसी लक्षण पर दवा दी गई। आधे मिनट में ठुड्डी कंपन बंद हो गया और तीन मिनट के भीतर शरीर का आक्षेप।

एक व्यक्ति तीन दिनों से अल्पविराम ज्वर से पीड़ित था। प्रातः 100.6^0

एवं सायं 106.5° डिग्री ज्वर रहता। दोपहर 1 बजे से 3 बजे प्रचंड ठंडी लगती। इसके बाद ही उसे सुस्ती घेर लेती। सायं 5 बजे से 8 बजे तक अचेतावस्था में रहता। मल अनजाने निकलता। उसे जेलसेमियम 3x दी गई। यह ठीक हो गया।–डॉ. जार्ज रायल।

एक पैंतालीस वर्षीया महिला बरसात में खिड़की के पास जाने से डरती थी कि बिजली गिरेगी। वह अज्ञात व्यक्तियों के स्वर भी सुनती थी। नींद गायब हो गई थी, भूख मर गई थी। प्रतिदिन जेलसेमियम-6 तीन खुराक देने पर पर्याप्त सुधार आ गया।–डॉ. होयने।

रोगी को भाई के मरने का शोक। पर रोता नहीं था। मृत्यु के संबंध में सोचते ही छाती में धड़धड़ाहट बढ़ जाती। रात के अंतिम प्रहर में ही नींद आती। जेलसेमियम 1000 की तीन खुराकों से स्थायी रूप में ठीक हो गया।–डॉ. जे. सी. मारगन।

एक महिला को भयानक चक्कर की शिकायत थी। चक्कर के साथ दृष्टि में धुंधलापन और ज्वर रहता। साथ में नशा करने जैसी मानसिक स्थिति। जेलसेमियम 3 सुबह एवं रात खिलाने पर तेजी से ठीक हो गई।–डॉ. ए.ई. स्माल।

पैंतीस वर्षीया रोगिणी को तीन सप्ताहों से सिर के पिछले भाग में धीमा दर्द था। पूर्वाह्न में वह दर्द चलने की शक्ति की कुछ कमी के साथ उपस्थित होता। बाद में हर वस्तु दो-दो दिखने लगती। जेलसेमियम 30 जल में मिलाकर दी गई। तत्काल उन्नति आरंभ हो गई। छह दिनों में पूर्ण आरोग्य आ गया–डॉ. नारटन।

लंबे समय से अतिसार पीड़ित एक पाँच वर्षीय रोगी। अचानक गिरकर उठने में असमर्थता आ गई। हाथों के परिचालन में भी असमर्थता। मन और आँखों की शक्ति ठीक। बुलाए जाने पर मैंने तुरंत उसकी चिकित्सा जेलसेमियम से आरंभ की। बारह घंटे पूर्ण होने के पूर्व ही चलने फिरने की शक्ति लौट आई।–डॉ. एल. ए. कैलिगैंट।

रोगी उम्र बाईस वर्ष। कई वर्षों तक हस्तमैथुन करता रहा गया। संपूर्ण नंपुंसकता–जैसे कि शिश्न पक्षाघात ग्रस्त हो गया हो। यौनेच्छा का भी पूर्ण अभाव। मन से खिन्न। दुबलापन। कब्जियत। भूख की कमी। एलोपैथी से कोई लाभ न हुआ। जेलसेमियम मूल अर्क 2 बूंद मात्रा में सुबह-शाम देने पर एक सप्ताह मूं परिवर्तन आ गया। कुछ सप्ताहों में पूरी तरह ठीक हो गया।–डॉ. उब्ल्यु. ई. रोगरस।

एक उन्हत्तर वर्षीय रोगी को धीमा परंतु कठिन सिर दर्द था। चलने की कोशिश करते ही थरथराने लगता। गहरी सुस्ती थी। जीभ निकालने पर काँपती थी। हाथों को उठाने पर हाथों में भी कंपन होता था। तीन माह पूर्व उसे आंत्रिक ज्वर हुआ था जिसमें मरने से बच गया था। चंद दिनों पूर्व बर्फीली ठंडी हवा की चपेट में आ गया था। जेलसेमियम-30 प्रति घंटे से देने पर आरोग्य हो गया।–डॉ. ई. बी. नैश।

श्री...उम्र 51 वर्ष। खोंगापानी। शिक्षक।

दिनांक 5.2.95 को रात अचानक दाहिनी ओर के अर्धांग पक्षाघात (Hemiplegia) से आक्रांत। कालेरी के अस्पताल में तुरंत दाखिल कराए गए। पेशाब की निरंतरता। कोई नियंत्रण नहीं। बोलने में अस्पष्टता। थैली लगा दी गई। तीन दिनों में कोई परिणाम न होने पर मेरे पास ले आए गए। पिता की मृत्यु टी.वी. से हुई। एक भाई को दमा है। जलोदर से माँ की मृत्यु हुई।

दिनों में गर्मी चल रही थी पर रातों में ठंडी। स्वभावतः 8.2.95 को डल्कामारा 200 दो खुराक 2 घंटों से देकर चिकित्सा आरंभ की। रोगी 100 किलोमीटर दूर रहता है। अतः प्रतिदिन की निगरानी संभव नहीं थी। जेलसेमियम 30 प्रति 3 घंटों से लेने के लिए दे दिया। 10.2.95 को उत्साहजनक परिवर्तनों की सूचना मिली। पेशाब में नियंत्रण आ गया है। पैर में कुछ गति है। आवाज में थोड़ा सुधार। भूख लग रही है। पाखाना नहीं हुआ। जेलसेमियम 30 यथावत चलाने की हिदायत दी। 21.2.95 को टयूबरक्युलिन 200 एक खुराक। जेलसेमियम बंद रखने का निर्देश। प्लैसिबो। 26.2.95 को भारी सुधार। जेल्स 200 पाँच खुराक 2 घंटों से। साथ में प्लैसिबो। सुधार जारी। शीघ्र ही स्कूल जाने के योग्य हो गए। बाद में लंबे अंतराल पर जेलसेमियम एवं आवश्यकतानुसार अन्य दवाएँ दी गईं। (लेखक)

शक्तिक्रम-30 एवं 200 हानिरहित एवं अधिकतम प्रयुक्त। कुछ विज्ञ चिकित्सक इसके मूल अर्क अथवा बहुत निम्न क्रमों के प्रयोगों की मनाही करते हैं।

ह्रास-वृद्धि-तर ऋतु में कुहरे में, मानसिक तनाव से, बुरी खबर से, अपनी तकलीफों के संबंध में सोचने से वृद्धि।

भरपूर पेशाब आने से (जैसा कि सिर दर्द में), चलते फिरते रहने पर, खुली हवा से ह्रास।

(41) ग्रेफाइटिस

सुन्दर, मोटे और थुलथुले रोगियों में इस औषधि का कई बार प्रयोजन होता है। इसीलिए कहते हैं—“ग्रेफाइटिस प्रयोग के लिए अंग्रेजी वर्णमाला के तीन 'F' याद रखों 'F'=Fair=सुन्दर, 'F'=Fatty = मोटा और 'F'=Flabby = थुलथुला। ऐसा रोगी जो सुंदर, मोटा और थुलथुला हो उसके किसी भी रोग के लिए ग्रेफाइटिस को सबसे पहले सोचा जाना चाहिए। यदि इस ढंग की शारीरिक बनावट के साथ निम्नांकित लक्षण और मिलें तो यह दवा रोगारोग्य में कमी भी विफल नहीं होगी। यथा—

(1) कब्जियत। कड़ा एवं बड़ा गाँठदार मल—आँव लिपटा हुआ अथवा भूरे रंग का बदबूदार अधपचा पतला मलवाला अतिसार।

(2) मन से हमेशा दुःखी। अमंगल की आशंकाओं से पूर्ण। मृत्यु के संबंध में सोचना।

(3) भुलक्कड़पन।
(4) जाड़ा-जाड़ा लगते रहना।
(5) माहवारी देरी से होना एवं पुरुष संसर्ग के प्रति अनिच्छा।
(6) बहरापन–जिसमें रोगी गाड़ी की आवाज होते रहने में अच्छी तरह सुन पाता है।

ग्रैफाइटिस चर्म रोगों की एक प्रसिद्ध दवा है। सलफर के समान स्तर की। उन चर्म रोगों को यह शानदार तरीकों से ठीक करती है जिनसे शहद जैसा चिपचिपनाने वाला गाढ़ा द्रव निकलता रहता है। ये चर्म रोग सिर में, कानों के पीछे, जननेंद्रिय में कहीं भी हो सकते हैं। यदि रोगी सुंदर, मोटा थुलथुला न भी हो तो भी ग्रैफाइटिस ऐसे चर्म रोगों को दुरुस्त करती है। ग्रैफाइटिस चमड़ा कटकर या त्वचा में दरार पड़ने से उत्पन्न कष्टों के लिए भी बढ़िया दवा है। अंगुलियों के किनारे, स्तनों की घुंडी, भगोष्ठों के संयोगस्थल, मलद्वार आदि के फटने की यह विशिष्ट दवा मानी गई। नाखूनों की विकृति, मोटा होना और टूटन भी ग्रैफाइटिस से ठीक होते है। नाखूनों के ऐसे कष्टों के लिए 'ऐंटिम क्रूड' का भी विचार होना चाहिए। जीभ दूधिया रंग की हो तो एंटिम क्रूड से ज्यादा लाभ होता है। रोगी की धातु ग्रैफाइटिस की हो तो ग्रैफाइटिस अधिक कारगर होगा।

स्व. डॉ. जी. डी. बीबी ने अपनी मृत्यु के कुछ समय पूर्व मेरे पास एक ऐसे रोगी को भेजा जिसके कानों में दो वर्षों से एक्जिमा था। साथ में बहरापन। उद्भेद से रस निकलता था, दरारे भी थी। आसानी से खून निकल आता था। ग्रैफाइटिस से तेजी से आरोग्य हो गया। रोगी और चिकित्सक दोनों संतुष्ट थे।–डॉ. सी. एच. व्हिलास।

एक महिला के प्रसव के दो माह बाद मलद्वार में 'फिशर' याने की दरार पड़ने की शिकायत हो गई। मल निकलते समय भयानक तकलीफ होती थी। मलोत्सर्जन के बाद दर्द घंटों बना रहना। एनिमा ले रही थी पर राहत नहीं थी। जल में घोलकर ग्रैफाइटिस 200 प्रति चार घंटे से एक-एक खुराक दी गई। साथ में एनिमा जारी रखने को कहा गया। तीन दिन में दर्द घट गया। पंद्रह दिन में पूरी तरह ठीक हो गई।–डॉ. सी. डनहम।

रोगिणी, उम्र-इकतालीस वर्ष। तीन महीनों से महवारी बंद थी। कब्जियत। मानसिक उद्वेग से पूर्ण–स्वास्थ्य के प्रति नाना प्रकार की आशंकाएँ। अश्रुपूर्ण भी। ग्रैफाइटिस 3 शक्तिक्रम से ठीक हो गई।–डॉ. सी. वेशेलहोफट।

तीन वर्ष का बालक। माथे में अकौता हो गया था जिसकी एलोपैथी चिकित्सा होने पर अच्छा हो गया। परंतु शीघ्र ही बालक को भयंकर रूप से एंटरो-कोलाइरिस-क्षुद्रांत्र एवं वृहदांत्र का प्रदाह हो गया। एलोपैथिक चिकित्सकों ने लाभ न होने पर आंतों का क्षय बताकर रोगी को त्याग दिया। मैंने देखा तो

वह बहुत दुबला हो गया था, भूख की कमी थी, बेचैन था। उसे असह्य बदबूदार भूरे रंग का पतला पाखाना होता था। मैंने उसे ग्रैफाइटिस 6 एम (जेनिकन) दिया और थोड़े ही दिनों में वह बिलकुल दुरुस्त हो गया।—डॉ. ई. बी. नैश।

एक बुजुर्ग मोटी महिला को पैरों के एक्जिमा के साथ पैरों में जलन थी। इसके लिए सल्फर सी. एम. देने पर दो-तीन सप्ताह में उसके पूरे शरीर में चिपचिपाने वाला दव से भूरे दाने निकल आए। ग्रैफाइटिस सी.एम. देने पर एक्जिमा सहित पूरी त्वचा निर्मल हो गई। बच्चों की त्वचा जैसी चिकनी।—डॉ. ई. बी. नैश।

क्रम 30 एवं 200 क्रम अधिकाधिक प्रयुक्त। कई चिकित्सक इसका मल्हम नाखूनों में, स्तनों की दरारों में या मलद्वार के फिशर आदि में लागने के साथ शक्तिकृत दवाएँ देते हैं।

ह्रास-वृद्धि—रात में, माहवारी के समय, गरमी से, स्नान में वृद्धि।

विश्राम करने पर, भोजन के बाद, गरम दूध पीने पर आराम। गाड़ी में बैठने पर गाड़ी की आवाज से बहरापन में कमी।

(42) हेमामेलिस

इसका पूरा नाम 'हैमामेलिस वरजिनिका' है।

शिरा संबंधी रोगों में तथा रक्तस्राव में इसका विशेष प्रयोग होता है। इसके प्रयोग के निर्णायक लक्षण इस प्रकार हैं—

(1) कुचले जाने जैसा दर्द।

(2) हलका कालापन लिया हुआ रक्तस्राव।

हैमामेलिस शिरा रोगों की विशिष्ट दवा मानी गई है। हर प्रकार के शिरा प्रवाह (Phlebitis) या शिरास्फीति (Varicose veins) में इसका कुचल जाने जैसा दर्द रहने पर प्रयोग होता है। अंडकोष प्रदाह (Orchitis) डिंबाशय प्रदाह (Ovaritis) आदि में भी इसके प्रयोग से आल्हादकारी परिणाम प्राप्त होते हैं जब इन रोगों में कुचले जाने जैसा तीव्र दर्द हो।

खूनी बवासीर की सर्वश्रेष्ठ होमियोपैथिक दवाओं में हेमामेलिस एक है। अत्यधिक रक्तस्राव के साथ तीव्र दर्द (कुचले जाने जैसा) और जलन हो तो यह बहुत लाभ पहुँचाता है। यदि कमर में भी दर्द रहे तो लाभ तेजी से होता है। 'हेमामेलिस आयंटमेंट' के नाम इस औषधि की मल्हम भी बनती है। भीतरी औषध सेवन के साथ-साथ इसका बाहरी प्रयोग करना हितकर होता है। मल त्यागने के बाद इस मल्हम को अंगुली या इंट्रोडयुसर से मलद्वार के भीतर डालना चाहिए।

इस्क्युलस अध्ययन में हमने बतलाया कि यह औषधि भी कमर दर्द सहित बवासीर को ठीक करती है। यहाँ ध्यान रखना चाहिए कि इस्क्युलस में रक्तस्राव या तो नहीं होता या होता भी है तो बहुत कम होता है। परंतु हेमामेलिस में रक्तस्राव

बहुत अधिक होता है। इस फर्क कों ध्यान में रखकर दवा का प्रयोग करना होगा।

शरीर के हर स्थान के रोगजन्य रक्तस्राव में—जब रक्त हल्का कालापन लिया हुआ हो—हैमामेलिस उपयोगी होता है। यहाँ 'रोगजन्य' शब्द पर ध्यान देने की आवश्यकता है। 'आघात' रोग नहीं हुआ करता। इसलिए आघात लगकर होने वाले रक्तस्राव में हेमामेलिस की उपयोगिता नहीं होती। आघात या चोट लगकर कट-फट जाकर होने वाले हर प्रकार के रक्तस्राव की दवा 'कैलेंडुला' होती है। कट जाने पर 'कैलेंडुला' लगाना चाहिए। इससे तेजी से रक्तस्राव रुकता है। लगाने के लिए बाहरी उपयोग के लिए बन मूल अर्क का प्रयोग करना होता है जिसे 'कैलेंडुला एक्सटरनल टिंचर' कहा जाता है। साधारण मामलों में 'कैलेंडुला आयंटमेंट' भी लगा सकते हैं। जहाँ सिलाई या 'स्टिच' की जरूरत होती है, वहाँ 'स्टिच' लगाकर कैलेंडुला ड्रेसिंग करना उपयोगी होता है। ड्रेसिंग के बाद कैलेंडुला 3, 6 या 30 का भीतरी सेवन करने से घाव तेजी से भर जाता है। हेमामेलिस से रोगजन्य रक्त स्राव के वे सारे मामले ठीक होते हैं जिनमें कुचले जाने जैसा दर्द हो और रक्तस्राव कालापन लिए हुए हो। इसमें थक्का भी रह सकता है। हैमामेलिस शिराओं पर प्रभावकारी दवा है। शिराओं में अशुद्ध रक्त बहा करता है। अशुद्ध रक्त धमनियों के रक्त की तरह उजला लाल न होकर कालापन लिए हुए होता है। इसलिए कालापन लिऐ हुए हर स्थान के रक्तस्राव में हेमामेलिस का प्रभाव चमत्कारी होता है। कुछ चिकित्सकों के अनुसार रोगजन्य रक्तस्राव बंद करने के लिए हेमामेलिस मूल अर्क एक-दो बूंद प्रति मात्रा बार-बार देना लाभकारी होता है। बहुत से चिकित्सक 3x, 30 या 200 शक्तिक्रम के पक्षपाती हैं।

अनुकल्प रजः यानी माहवारी के बदले नाक से खून निकलना, अतिरजः यानी अत्यधिक माहवारी होना, रक्त वमन, आदि हर प्रकार के रक्तस्रावों के लिए हेमामेलिस एक उपयोगी दवा है पर जब उसका लक्षण मिले। कुछ अन्य और दवाएँ भी हैं जो हेमामेलिस की तरह रक्तस्राव रोकने में बेजोड़ है। उनका तुलनात्मक अध्ययन यहाँ पर प्रासंगिक होगा।

बेलाडोना—उजले लाल रंग का रक्तस्राव। दर्द रुक-रुक कर होता हैं स्राव गरम-गरम। शक्तिक्रम 30 या 200।

सेबाइना—जरायु से रक्तस्राव। दर्द कमर से आरंभ होकर सामने तलपट याने कोथे की तरफ आता है। शक्तिक्रम 3x, 30।

सिकेल कार—दुबली पतली रमणियों का जरायु से होने वाला रक्तस्राव लगातार थोड़ा-थोड़ा चलता रहता है। पतला और दुर्गंध युक्त। शक्तिक्रम 30 या 200।

ट्रिलियम—उजले लाल रंग का रक्तस्राव दांत, मुख, नाक, गर्भाशय—किसी भी स्थान का। कमर के दर्द के साथ रहने पर अव्यर्थ। शक्तिक्रम 3x से 200।

जेन्थोजाइलम—2-4 माह ऋतु बंद रहकर अथवा अन्य समय उत्पन्न स्राव

जिसमें इतना दर्द होता है कि रोगिणी बेहोशी की दवा माँगती है। शक्तिक्रम 1x से 6।

सिन्कोना या चायना–अत्यधिक रक्तस्राव। दुर्बलता बढ़कर सिर में चक्कर, कानों से आवाज, शरीर में हिमांग के लक्षण। शक्तिक्रम 30 या 200 हर 10-15 मिनट में जल के साथ एक-एक खुराक देना चाहिए।

मिलिफोलियम–हर स्थान का रक्तस्राव। उजले लाल रंग का। दर्द बिलकुल नहीं रहता। शक्तिक्रम 30 या 200।

कार्बोवेज–लगातार रक्तस्राव। दुर्बलता बढ़कर हाथ पाँव ठंडे पड़ जाते हैं। रोगी पंखा चलाते रहने को कहता है। श्वास लेने के लिए हवा की कमी महसूस होती है। शक्तिक्रम 30 या 200।

फिकस रिलिजिओसा–उजला लाल रंग का स्राव ही इसका निर्णायक लक्षण है। 3x शक्तिक्रम।

इपिकाक–उजले लाल रंग का रक्तस्राव साथ में ओकाई जाना। ओकाई या मिचली के साथ रक्तस्राव दिखने पर सबसे पहले इसी औषधि का प्रयोग करना चाहिए। शक्तिक्रम 30 या 200।

एक नौजवान रोगी के बाएँ अंडकोष में एक सप्ताह से भयानक दर्द था। परीक्षण से अंडकोष के बगल की शिराओं में सूजन मिली। हैमामेलिस 30 प्रति चार घंटे से देने पर वह दो ही दिन में ठीक हो गया। (लेखक)

शक्तिक्रम–3x, 30 या 200 अधिकतर प्रयुक्त।

ह्रास-वृद्धि–चलने फिरने से, गरम प्रयोग से, ठंडे तर मौसम में, 'स्पर्श या दबाव से अथवा सायं 6 बजे से प्रातः 4 बजे तक वृद्धि। बाहरी दबाव से आराम।

(43) हिपर सल्फ

इसका पूरा नाम हिपर सल्फयुरिस कैल्केरियम है।

निम्नलिखित लक्षणों में इस औषध का आदर के साथ उपयोग होता है–

(1) त्वचा में अत्यधिक स्पर्श कातरता। छूने मात्र से यहाँ तक कि कपड़ा छू जाने से जान निकलना चाहती है। कई बार दर्द से बेहोश तक हो जाना। जैसे–बाधी या फोड़ा में। पर जब तक ललामी और दर्द रहे बेलाडोना देना होगा। इसके बाद ही प्रायः हिपर की आवश्यकता होती है। इस समय दर्द के साथ स्पर्श कातरता रहनी चाहिए। पीव होना चाहता है। ऐसी स्थिति में हिपर सल्फ 200 का प्रयोग करने से पीव सूखकर प्रादाहित स्थान सामान्य हो जाता है। कुछ चिकित्सकों के अनुसार यदि पीव काफी नीचे हो तो हिपर सल्फ निम्न क्रम बार-बार देने पर पीव ऊपर आकर फोड़ा फट जाता है। डॉ. नैश उच्च शक्ति

क्रम से भी ऐसा होना संभव मानते है। कुल मिलाकर इसमें पीव परिचालन की शक्ति है। पीव परिचालन की ऐसी शक्ति रहने के कारण ही हिपर सल्फ को 'होमियोपैथिक छूरी' कहा जाता है। पीव पैदा होने की प्रवणता भी हिपर सल्फ से ठीक होती है। जरा सी त्वचा छिल गई कि पीव पैदा हो जाना। इसे ही प्रवणता कहेंगे।

(2) सूखी ठंडी हवा के प्रति अति संवेदनशीलता। किसी भी रोग में, जब रोगी सूखी ठंडी हवा से बचा रहना चाहता है, अपने को ढांककर रखता है, खिड़की बंद करवा देता है। क्योंकि सूखी ठंडी हवा के हल्के से झोंके से भी उसके कष्टों में वृद्धि होती है, हिपर सल्फ का प्रयोग करना चाहिए। ऐसे प्रयोग से छोटी-बड़ी अनेक बीमारियाँ दुरुस्त होती हैं।

(3) पेशाब का धीरे निकलना। बूंद-बूंद टपक कर निकलता हैं कुछ देर बैठने पर ही पेशाब निकल पाना। पेशाब के बाद भी लगता है पेशाब और होगी।

(4) शरीर की तरह मन भी अति संवेदनशील। थोड़े से में क्रोध—मार डालना चाहता है।

एक पत्थर फोड़ने वाले मजदूर को एक वर्ष पूर्व सूजाक (Gonorrhea) की शिकायत हो गई थी। पारा से चिकित्सा हुई थी। पत्थर का टुकड़ा आँख में लगकर भयानक प्रदाह उत्पन्न हो गया। प्रकाश असहनीय था। परीक्षण से पीव का जमाव मिला। उसमें आत्महत्या की प्रवृत्ति जाग गई जो कि सायंकाल बलवती होती थी। हिपर 30 लगातार देने पर पीव अवशोषित होकर दस दिनों के भीतर दृष्टि सामान्य हो गई।—डॉ. ई. ए. फेरिंगटन।

एक लड़की, जिसे तीव्र ज्वर था, असहनीय दर्द सहित कान के कष्ट से पीड़ित थी। शल्य क्रिया निधारित थी। हिपर सल्फ सी.एम. एक खुराक से तेजी से ठीक हो गई। शल्य क्रिया आवश्यक नहीं रही।—डॉ. एम.एल. टाइलर।

एक साढ़े चार वर्ष के बालक को पूर्व में निमोनिया का कष्ट हुआ था। तब से कभी अच्छा नहीं रहा था। इस समय सिर के पीछे के हिस्से में दर्द। तरल सर्दी की शिकायत, ठंडा पीने की इच्छा। कंधों के बीच मेरुदंड में वक्रता के लक्षण। श्वास की अत्यधिक तकलीफ। थोड़ी-सी भी ठंडी हवा असहनीय थी, तकलीफें बढ़ा जाती। हिपर 30 से डॉ. स्टीलमेन ने स्थायी आरोग्य प्रदान किया।

एक बीस वर्षीय व्यक्ति को गुर्दों के स्थान में दो वर्षों से दर्द था। बार-बार पेशाब लगती थी। गुर्दों के स्थान में अत्यंत स्पर्श कातरता थी। मुश्किल से बूंद-बूंद करके पेशाब उतरती थी। कई दवाएँ दी गई पर सभी विफल हो गई। तब हिपर सल्फ 6 लगभग 4 माह लेने पर आरोग्य हो गया।—डॉ. लैडेसमैन।

शक्तिक्रम 30, 200।

ह्रास-वृद्धि-शुष्क ठंडी हवा से, **स्पर्श से**, हवा के झोंके से वृद्धि। आर्द्र हवा में, गरम से, सिर ढाँक रखने पर आराम। आर्द्र अथवा तर हवा में रोग घटने का लक्षण हिपर की भाँति अन्य किसी भी दवा में नहीं है–डॉ. ई.बी. नैश–"जो दमा सूखी ठंडी हवा में बढ़े और तर हवा में घट जावे, हिपर सल्फ उसकी श्रेष्ठ दवा है।"

(44) इग्नेशिया

इसका पूरा नाम 'इग्नेशिया एमेरा' है।

इसे 'विरोधाभासी लक्षणों' की दवा कहा जाता है। इसका अर्थ हृदयंगम कर लेने पर इसके प्रयोग का क्षेत्र सहज रूप में याद रखना संभव है।

साधारण रूप में जब बवासीर हो तो रोगी का चलना-फिरना कठिनाई पूर्ण हो जाता है, परंतु कुछ बवासीर के रोगी ऐसे होते हैं जिन्हें चलने-फिरने से आराम प्राप्त होता है। यह एक विरोधाभासी स्थिति है। ऐसी स्थिति को इग्नेशिया बखूबी ठीक करती है। इसी तरह कान के भीतर गड़गड़ाने की आवाज संगीत से बेहतर रहना अथवा गले के कष्ट में तरल गटकने में कष्ट हो और ठोस पदार्थ आराम से खा लेना अथवा पेट का खालीपन खाने से न घटना अथवा दुःख की स्थिति में जोरों से हँसना अथवा नपुंसकता के साथ यौन संसर्ग की अधिकाधिक इच्छा रहना अथवा शरीर से पुरुष पर व्यवहार स्त्री जैसा होना या कि शरीर से स्त्री पर व्यवहार पुरुष जैसा होना अथवा शीत लगकर बुखार चढ़ते समय प्यास लगना, आदि विरोधाभासी स्थितियों में इग्नेशिया आरोग्यकारी शक्ति प्रदर्शित करती है–चाहे इन लक्षणों के साथ कोई भी बीमारी हो।

शोक संतप्तता से उत्पन्न सभी रोगों की भी इग्नेशिया एक बड़ी दवा है। जब ऐसा इतिहास प्राप्त हो कि शोक संतप्त होने के बाद से ही कष्ट हुआ है तो इग्नेशिया का प्रयोग करना चाहिए।

रोगी द्वारा रुक-रुककर बार-बार लंबी-लंबी आहें भरना भी इग्नेशिया प्रयोग का एक विशिष्ट लक्षण माना गया है। रोगी अपने मानसिक आघातों को पी जाना चाहता है चाहे वह आघात प्रेमजन्य हो या उपेक्षाजन्य, वह प्रतिक्रिया व्यक्त नहीं करता अकेला रहना चाहता है। कभी हँसता है और कभी रोता है। बीच-बीच में लंबी-लंबी आहें भरता है। इन लक्षणों के कारण क्योंकि ये लक्षण मूर्च्छावायु या हिस्टीरिया में प्रायः मिलते हैं–मूर्च्छावायु के लिए इग्नेशिया को एक विशेष औषधि होने का दर्जा प्राप्त है।

मलद्वार से काँच निकलने की बीमारी की (Prolapuns recti) इग्नेशिया एक अच्छी दवा हैं जब रोगी को बार-बार मल त्यागने जाना पड़े, मल त्यागने के बाद

काफी देर तक टपकने वाला दर्द होता रहे और मल के लिए जोर लगाते ही काँच निकल आए अथवा झुककर कुछ उठाने का प्रयास करने पर भी काँच निकल आने का भय हो तो इग्नेशिया इसे आरोग्य करती है।

हमने ऊपर इग्नेशिया के विरोधाभासी चरित्र चर्चा में यह कहा है शीत लगकर बुखार चढ़ते समय प्यास लगने पर इग्नेशिया से आरोग्य करना संभव होता है। कंप ज्वर या मलेरिया में यह स्थिति उत्पन्न हुआ करती है। मलेरिया में इसके कुछ निर्णायक लक्षण और भी हैं। यथा–

(1) जाड़ा लगते समय चेहरा लाल हो जाना।

(2) जाड़ा लगते समय कंबल-रजाई से ढाँकने पर जाड़ा बढ़ते जाना।

(3) जाड़ा लगते समय प्रत्यक्ष रूप में आग के समीप जाने पर ही राहत मिलना।

क्वीनाइन से रुके बरसों के बुखारों को भी इग्नेशिया ने उपर्युक्त लक्षणों के आधार पर आरोग्य किया है। डॉ. ई. बी. नैश ने लिखा है कि एक दुरारोग्य रोगी को उन्होंने इग्नेशिया 200 देकर तब आरोग्य किया जब उन्होंने शीतावस्था में उसका चेहरा लाल होता पाया और उसे चूल्हे के पास सोते हुए देखा।

एक चौंतीस वर्षीया रोगिणी को आठ वर्ष से सिर दर्द की शिकायत थी। हर बार प्रातः 11 बजे दर्द आरंभ होकर लगभग 48 घंटे तंग करता। फिर कुछ दिन रुक जाता। दर्द रहते हुए नींद नहीं आती थी। दर्द के समय बार-बार लंबी-लंबी साँस भरती थी। इग्नेशिया 200 से ठीक हो गई।–डॉ. पी. वेंडर।

रोगिणी, बत्तीस वर्ष, सात वर्षों से मिरगी से पीड़ित थी। लंबे दुर्व्यवहार से शोक संतप्त रहने का इतिहास था। गिरने पर जीभ काट लेती थी। दौरे के बाद सुस्त हो जाती थी। इग्नेशिया 3 एवं 6 के प्रयोग से पूरी तरह ठीक हो गई।–डॉ. गर्सडार्क।

शक्तिक्रम–30 एवं 200 अधिकाधिक प्रयुक्त। डॉ. हैनिमन की सलाह है कि इसे प्रातःकाल दिया जाए क्योंकि तब इसकी क्रियाशीलता तीव्र होती है।

ह्रास-वृद्धि–मानसिक दबाव से वृद्धि। चलने फिरने पर ह्रास।

(45) इपिकाक

इसका पूरा नाम 'इपिकाकु आन्हा' है।

इस औषध का सर्वप्रधान लक्षण है मिचली। बीमारी का नाम कुछ भी हो यदि रोगी को बार-बार मिचली आती है तो इपिकाक देने पर रोगारोग्य होगा।

उजले लाल रंग के लगातार होते रक्तस्राव की भी यह एक शानदार दवा है। यदि साथ में मिचली रहे तो सोने में सुगंध की तरह काम करती है। तदनुसार, नाक, आंत, फेफड़ा, गर्भाशय आदि सभी स्थानों में रक्त स्राव में उपयोगी है।

इपिकाक फेफड़ों के रोग की भी एक श्रेष्ठ दवा है। छाती में बहुत अधिक कफ भरा रहने, बहुत अधिक श्वास कष्ट के साथ सों सों आवाज होने और आक्षेपिक (Spasmodic) खाँसी आने पर इसका प्रयोग करना चाहिए। इस दृष्टि से यह दमा और निमोनिया जैसे रोगों की एक महत्त्वपूर्ण औषधि है। बच्चों के श्वासरोधक खाँसी में जब वह खाँसते हुए कड़ा और नीला पड़ जाता है या रक्त वमन के साथ उसके श्वासलोप होने की स्थिति उत्पन्न होती है, इपिकाक से आरोयकारी परिणाम प्राप्त होते हैं।

कुचले गए हरे रंग के घास की तरह जब हरा पानी की तरह या चिकनाहट मिला दस्त हो तो इपिकाक से वह दुरुस्त होता है। डॉ. नैश के मुताबिक शिशुओं के हैजा या एंटरो-कोलाइटिस को भी इस लक्षण के आधार पर इपिकाक 200 की एक खुराक से ठीक किया जा सकता है।

सविराम ज्वर या मलेरिया की भी इपिकाक एक श्रेष्ठ औषधि है। ऐसे ज्वर में जब किसी भी दवा के लक्षण स्पष्ट नहीं होते तो डॉ. जांर प्रारंभ में ही इसके 30 शक्तिक्रम की एक-दो खुराक प्रयोग की सलाह देते हैं। उनके अनुसार उन्होंने इस प्रक्रिया से अनेक रोगी आरोग्य किए हैं। परंतु ज्वर के साथ ओकाई रहे तो उसे आरोगय करने में इपिकाक की शक्ति चुनौतियों के परे है।

पल्सेटिला अध्याय में यह बतलाया गया है कि पूड़ी, मांस, तेल, घी आदि की बनी चीजें खाकर पेट गड़बड़ाने पर पल्सेटिला आरोग्य करती है। ऐसे मामलों के लिए इपिकाक भी एक असाधारण दवा है। दोनों में फर्क निम्नांकित रूप में है–

(1) पल्सेटिला की जीभ लेपयुक्त होती है। इपिकाक की साफ रहती है।

(2) पल्सेटिला में खाया हुआ द्रव्य पेट में बना रहता हैं पर इपिकाक में वमन होकर निकल जाता है और तिस पर भी मिचली आती रहती है।

एक व्यक्ति को पुरानी दमा के साथ चर्मरोग था। लक्षण मिलने पर इपिकाक उच्चशक्तिक्रम की कुछ खुराकें देने पर तत्काल लाभ आना आरंभ हुआ। दमा और चर्म रोग दोनों में परिवर्तन आ गया। एक वर्ष से अधिक समय से ठीक।–डॉ. एम.एल. टाइलर।

महिला चौबीस वर्ष। जरायु के रक्तस्राव से पीड़ित हो गई। उजला रक्त–वेग से आ रहा था। हलकी मिचली थी, गर्भाशय के स्थान पर दर्द था। रक्तस्राव की प्रकृति से भयभीत थी कि वह मारकर ही रुकेगा। हिलने-डुलने से भी रक्तस्राव बढ़ जाता। इपिकाक 200 जल के साथ एक-एक घंटे से इस हिदायत के साथ कि स्राव में कमी आते ही दवा बंद हो जाएगी। चौथी खुराक के बाद ही स्राव कम होने लगा। तीसरे दिन संपूर्ण रूप से ठीक हो गई। फिर इस तरह कभी नहीं हुआ।–डॉ. एम. एल. टाइलर।

बाइस वर्षीया महिला, ढाई साल के एक बच्चे की माँ। एक वर्ष पूर्व गर्भपात से पीड़ित होकर चिकित्साधीन थी। कमजोर हो गई थी, फिर भी ठीक थी। बैठे-बैठे कुछ हल्का-फुल्का बुनाई का काम कर रही थी। अचानक प्रबल रूप में जरायु स्राव आरंभ हो गया। उसे तुरंत लिटा दिया गया एवं मुझे खबर दी गई। मेरे पहुँचने के पहले वह दो-तीन बार बेहोश हो गई। जब मैं पहुँचा वह गंभीर हालत में थी। बोलना बंद था। रक्तस्राव से उसके कपड़े बिस्तर सब गीले हो गए थे। जमीन के एक स्थान पर रक्त का जमाव हो गया था। रक्त उजले लाल रंग का था। पैरों में ठंडक आ गई थी—जीवन तेजी से समापन की ओर दौड़ रहा था। कुछ-न-कुछ तुरंत ही किया जाना आवश्यक था। मैंने एक छोटी खुराक इपिकाक 10 हजार शक्तिक्रम की आधा ग्लास पानी में डालकर उसका एक चम्मच उसे तुरंत पिलाया। दवा ने जादू जैसे असर किया। स्राव की गति में एक मिनट के भीतर कमी आ गई। पंद्रह मिनट बाद दूसरी खुराक दी गई। पर्याप्त सुधार आ गया। मैंने रोगिणी को न हिलाने-डुलाने की हिदायत देकर सूखे कपड़े उसकी त्वचा के नीचे सावधानी से रख देने का निर्देश दिया। फिर कुछ औषधविहीन खुराकें दे दी। अगले दो दिन हल्का हल्का रक्त बहकर फिर स्राव पूरी तरह बंद हो गया। चूँकि वह अत्यधिक कमजोर हो गई थी उसे कुछ अंतराल पर तीन खुराक चाइना 10 हजार शक्तिक्रम की दी गई। वह तेजी से सामान्य हो गई। डॉ. एम. एल. टाइलर।

एक बुजुर्ग महिला को पुरानी दमा थी। प्रायः दमा के दौरे पड़ने पर नींद खुल जाती। लगता अगली साँस न ले पाएगी। ढीले घरघराहट वाले कफ से छाती भरी हुई थी। पर खखार कर निकाल नहीं पाती थी। इपिकाक 200 से वर्तमान दौर में लाभ हो गया। बाद में प्रति सप्ताह एक-दो खुराक लेने पर बीमारी नहीं लौटी।—डॉ. होयने।

प्रसवोत्तर रक्तस्राव। 'प्लेसेंटा' याने 'फूल' अटका हुआ था। भयावह रक्तस्राव था। इपिकाक 200 से दस मिनटों के भीतर रक्तस्राव रुक गया।—डॉ. जे. बी. बेल।

अड़तीस वर्षीय रोगी। मलेरिया के लिए क्वीनाइन लेता रहा था। एक दिन रुककर जाड़ा-ज्वर और पसीने की शिकायत। निद्राहीनता—रात में खूब पसीना निकलता। दोपहर 1 से 2 के बीच जाड़ा लगता। एक सप्ताह के अंतर पर दो खुराक आर्सेनिक 200 दिया गया। प्रारंभिक लाभ के बाद ज्वर का चरित्र भयानक शीत के साथ बदल गया। साथ में सिर दर्द, ओकाई और वमन। इपिकाक 200 देने पर जाड़ा बंद होकर तेजी से दुरुस्त हो गया।—डॉ. डब्ल्यू. एफ. एडमंडसन।

शक्तिक्रम-30 एवं 200 अधिक प्रयुक्त।

(46) कैलिम्युर

इसका पूरा नाम कैलिम्युरेटिकम है। यह डॉ. सुसलर की एक बायोकेमिक दवा है।

इस औषध के सरलतम प्रयोग का केवल एक ही विशेष-लक्षण याद रखना चाहिए–"**जीभ का अथवा शरीर से निकले स्रावों (जैसे श्वेत प्रदर) का दूध की तरह सफेद होना।**"

इस विशेष लक्षण की उपस्थिति रहने पर कैलिम्युर से असंख्य बीमारियाँ दूर की जा सकती हैं। बीमारी का नाम कुछ भी हो।

बायोकेमिक शास्त्र के अनुसार फेरम फास प्रथमावस्था की दवा है एवं कैलिम्युर द्वितीयावस्था की। कई लोग रोगों की प्रथमावस्था में ही फेरम फास के साथ कैलिम्युर का पर्यायक्रम से प्रयोग करने की सलाह देते हैं। इससे द्वितीयावस्था आने के पूर्व ही बीमारी दूर हो जाती है। द्वितीयावस्था में, जब जीभ सफेदीयुक्त हो, अकेले कैलिम्युर देना चाहिए।

डॉ. विजय कुमार बसु ने डिप्थीरिया के अनेक रोगियों को प्रारंभ से ही फेरमफास 6x एवं कैलिम्युर 6x शक्तिक्रम 1-1 घंटे में पर्यायक्रम से देकर आरोग्य करने में सफलता अर्जित की।

डॉ. बोरिक एवं डॉ. डिवी ने फेरमफास-कैलिम्युर पर्यायक्रम से प्रयोग करके असंख्य ब्रंकाइटिस, ब्रांकोन्युमोनिया एवं अन्य वक्ष संबंधी रोगों को (विशेषतः बच्चों के मामलों में) आरोग्य किए जाने का उल्लेख किया है।

डॉ. एलि जी. जोन्स ने दावा किया है कि कैंसर रोगियों को, जिनकी जीभ दूध जैसी सफेद होती है, तीन माह तक कैलिम्युर 6x पाँच ग्रेन मात्रा में प्रति 3 घंटों के अंतराल पर देने से आरोग्यकारी लाभ प्राप्त होता है।

शक्तिक्रम–3x, 6x का अधिकाधिक उपयोग होता है। 6, 30, 200 भी भरपूर उपयोगी।

ह्रास-वृद्धि–मसालेदार या चर्बीयुक्त भोजन करने से तथा संचरण से वृद्धि।

(47) कैलि फॉस

इसका पूरा नाम कैलिफास्फोरिकम है।

यह भी बायोकेमिक दवा के रूप में विख्यात है। आम तौर पर 3x एवं 6x शक्तिक्रम का बार-बार प्रयोग होता है। कुछ चिकित्सक उच्चतम शक्तिक्रम में अल्पतम मात्रा में देना पसंद करते हैं।

स्नायुविकारों की यह एक उत्कृष्ट दवा है। स्नायु (Nerve) संबंधी सभी विकारों में इस दवा को सबसे पहले सोचा जाना चाहिए। तदनुसार अवसाद या थकावट, मानसिक गड़बड़ियाँ, उदासीनता, तनाव, अहेतुक रोना-धोना, संदेह करना, गृहासक्ति,

स्मृतिहीनता या भुलक्कड़पन, अनिद्रा, मिरगी, हिस्टीरिया, सिर घूमना, उन्मता, स्थानीय या सार्वांगिक पक्षाघात आदि में कैलिफास की व्यवस्था प्रासंगिक होती है। प्रसव विलंबित होने पर इसके जल्दी-जल्दी प्रयोग से प्रसव कार्य जल्दी होता है। मानसिक लक्षणों के साथ ऋतुलोप होने पर ऋतुस्राव नियमित हो जाता है।

किसी चिकित्सक ने कहा था—"कैलिफास का प्रयोग ठीक-ठीक होने लगे तो अनेक पागलखाने बंद हो जाए।" इस कथन से कैलिफास के क्षेत्राधिकार का काफी कुछ आभास होता है।

उच्चताप में, हत्पिंड की क्रिया लोप होने की स्थिति में या नाड़ी दब जाने पर—चाहे आंत्रिक ज्वर में हो अथवा अन्य परिस्थिति में—कैलिफास का जल्दी-जल्दी प्रयोग करना चाहिए।

सड़न या ग्रैंग्रीन में, अत्यंत दुर्गन्धयुक्त घावों में भी कैलिफास देना वांछनीय होता है।

प्रसव वेदना को बढ़ाने के लिए मैंने लगातार तीन वर्षों तक कैलिफास 4x शक्तिक्रम का प्रयोग 10-10, 15-15 मिनटों में किया। शायद ही कभी तीसरी खुराक की आवश्यकता हुई।—बोरिक एवं डिवी।

एक 26 वर्षीया महिला घरेलू कारणों से मनोविकार ग्रस्त हो गई। अनिद्रा के साथ उदासीनता ने उसे घेर लिया। मनाने पर ही भोजन लेती। दुर्बल हो गई थी। प्रायः रोती रहती। मतिभ्रमित थी—नाना प्रकार की आवाजें सुनती। उसे कैलिफास दिया गया। कुछ दिनों के बाद स्वास्थ्य के साथ मानसिक सुधार आ गया। गीतों तथा पियानों वादन में रुचि लेने लगी। उसे घर भेज दिया गया। (डब्ल्यू, ई. टेलर, अधीक्षक, पागलखाना के रिकार्ड से)

एक युवती को कई माहों से माहवारी नहीं हो रही थी। छाती में भी दर्द था। कैलिफास 30 सुबह-शाम देने पर कुछ ही दिनों में माहवारी खुल गई। चार सप्ताहों में छाती का दर्द भी पूरी तरह ठीक हो गया।

एक महिला तीन सप्ताहों से धार्मिक उन्मत्तता से ग्रसित थी। कैलिफास 6 ने उसे एक सप्ताह में ठीक कर दिया (डॉ. आर्नबर्ग)

ह्रास-वृद्धि—ठंडी हवा में वृद्धि गरम तथा विश्राम में ह्रास।

(48) कैलि सल्फ

इसका पूरा नाम 'कैलि सल्फयुरिकम' है।

यह बायोकेमिक दवाओं में शामिल एक दवा है।

यह पलसेटिला का समरूप औषधि है। 'पल्सेटिला' वनौषधि है। और यह एक खनिज। खजिन की क्रिया वनौषधि की तुलना में अधिक गहरी हुआ करती है। इसलिए 'पल्सेटिला' विफल हो जाने पर और 'पल्सेटिला' के लक्षण यथावत

विद्यमान रहने पर 'कैलि सल्फ' का प्रयोग करना चाहिए। 'पल्सेटिला' के पहले अथवा बाद में कैलि सल्फ का प्रयोग होने पर उत्कृष्ट फल प्राप्त होता है।

बायोकेमिक शास्त्र में रोगों के तीन स्तरों के लिए तीन दवाएँ प्रमुखता से बतलाई गई। यथा—प्रथमावस्था में फेरम फास, द्वितीयावस्था में कैलिम्युर और तृतीयावस्था में कैलि सल्फ। फेरम फास की जीभ साफ रहती है, कैलि म्युर की सफेद दूधिया रंग की और कैलि सल्फ की पीली लेपयुक्त।

डॉ. नैश ने पल्सेटिला और कैलि सल्फ की तुलना करते हुए कहा कि दोनों में निम्नानुसार लक्षण साम्य होते हैं—

(1) हरा या पीला स्राव।
(2) सायंकालीन वृद्धि—विशेषतः ज्वर में।
(3) खुली हवा में आराम।
(4) संधिवात का दर्द—एक गठान से दूसरे में परिचालित होना।
(5) गरम कमरे में रोग लक्षणों की वृद्धि।
(6) ढीली तर खाँसी—श्लेष्मा की घरघराहट।

इन लक्षणों पर ध्यान रखकर कैलि सल्फ का प्रयोग आवश्यकानुसार करना चाहिए।

प्यास के मामले में पल्सेब्टिला और कैलि सल्फ में थोड़ा अंतर होता है। मुँह सूखा रहने पर भी पल्सेटिला का रोगी पानी कम पीता है, परंतु कैलि सल्फ का रोगी अधिक पानी पीता है।

खसरा, चेचक आदि रोगों में यदि दाने दबकर रोगी को खसरा होने की स्थिति उत्पन्न होती है तो कैलि सल्फ का प्रयोग करना चाहिए। कैलि सल्फ के प्रयोग से दाने बाहर आ जाएँगे। इन रोगों के बाद रोगी की त्वचा शुष्क हो जाए, छिलके जैसा निकले तो कैलि सल्फ त्वचा को नरम और प्राकृतिक रूप प्रदान करती हैं पीले रंग की रूसी निकले तो कैंलि सल्फ उसे ठीक कर देती है।

शक्तिक्रम—6x, 30 और 200 उपयोगी।

ह्रास-वृद्धि—गरम कमरे में, सायंकाल वृद्धि। खुली हवा में आराम।

(49) लैकेसिस

इसका पूरा नाम **'ट्राइगोनोसेफेलस लैकेसिस'** है।

यह दक्षिण अमेरिका में प्राप्त एक भयानक सर्प 'सुरुकुकु' का विष है।

डॉ. कान्स्टेन्टाइन हेरिंग, एम. डी. को इस विष के सर्वप्रथम होमियोपैथिक परीक्षण करने एवं प्रचलित करने का श्रेय जाता है। उन्होंने 28 जुलाई 1828 को पहली बार इस विष का प्रथम क्रम तैयार किया था।

सन् 1928 में डॉ. हेरिंग जर्मन सरकार की ओर से वनस्पति एवं जंतु विज्ञान

संबंधी अध्ययन हेतु दक्षिण अमेरिका की विख्यात नदी 'अमेजोन' के उत्तरी भाग में गए हुए थे। साथ में उनकी पत्नी भी थी। इन दोनों को वहाँ के स्थानीय निवासियों के साथ रहना पड़ा। स्थानीय निवासियों से उन्हें एक भयानक विषधर सर्प की जानकारी मिले जिसे 'सुरूकुकु' नाम से पुकारा जाता। इसकी न्यूनतम लंबाई सात फीट की और विषदंत एक इंच लंबा था। डॉ. हेरिंग ने 'जीवित सुरूकुकु' लाने पर पुरस्कार देने की बात की। पर यह बहुत कठिन कार्य था। फिर भी एक शाम उनके कुछ आदिवासी कर्मचारी एक बांस का बंद पिटारा ले आए। उन्होंने कहा—"इसमें 'सुरूकुकु' है।" और वे तेजी से भाग गए। सुरूकुकु सुनते ही वहाँ उपस्थित अन्य लोग भी भाग लिए। ऐसे में उस स्थान पर बंद सांप के साथ डॉ. हेरिंग अकेले अपनी पत्नी के साथ रह गए।

डॉ. हेरिंग ने अदम्य साहस के साथ कुछ पूर्व तैयारियों सहित पिटारे को खोला। जैसे ही साँप ने सिर निकाला। उन्होंने उसके सिर पर अपने हाथ से एक गहरी चोट की और उसकी क्षणिक निस्तेजता का लाभ लेते हुए तुरंत एक कैंचीनुमा लकड़ी से उसके फन को कसकर पकड़ लिया। सर्प के विषदंत से टपटप विष झरने लगा जिसे डॉ. हेरिंग ने शुगर आफ मिल्क में एकत्रित कर लिया। इसके बाद उन्होंने सर्प को फिर से बंद कर दिया। बाद में प्राप्त विष से 'प्रथम क्रम' तैयार करने में जुट गए। इसी समय विष की गंध मात्र से उनका शरीर अस्वस्थ हो गया। वे बुखार, विकार और बेचैनी से ग्रस्त हो गए। उनकी पत्नी उद्वेग के साथ सुबह होने की प्रतीक्षा करने लगी। डॉ. हेरिंग को अंतिम प्रहर में कुछ नींद आई। सुबह जगने पर उनका मस्तिष्क साफ था। उसी समय कर्मचारीगण भी लौटे। उन्हें जीवित देखा तो खैरियत मनाई।

डॉ. हेरिंग ने इस औषधि का व्यापक परीक्षण करके इसके प्रयोग हेतु निम्नांकित निर्णायक लक्षण बतलाए—

(1) रोग लक्षणों की नींद की अवस्था में वृद्धि अथवा दिन या रात चाहे जब नींद से जगने पर लक्षणों की बढ़ोतरी।

एक पुराने उपदंश पीड़ित रोगी को भयानक कब्जियत और उदरशूल की शिकायत थी। कई औषधियों के बाद भी उसे राहत नहीं मिल पा रही थी। उसने एक दिन बतलाया "यदि मैं कभी न सोऊँ तो कभी पेट दर्द न हो। क्योंकि मुझे नींद में या नींद से जागने पर ही ज्यादा तकलीफ होती है।" इस पर उसे लैकेसिस 200 की एक खुराक दी गई और वह ठीक हो गया।—डॉ. नैश।

(2) लक्षणों का शरीर की बाईं ओर उत्पन्न होकर केवल बाईं ओर रह जाना अथवा बाईं ओर से दाहिनी ओर परिचालित होना।

पूना की एक महिला का बायाँ स्तन कैंसर की वजह से काटकर अलग कर दिया गया था। इस आपरेशन के बाद उसे बाएँ अंगों का पक्षाघात हो गया। जसलोक

अस्पताल में भी भर्ती रहीं पर लाभ न हुआ। बाद में पक्षाघात का दाहिने अंगों में विस्तार होने लगा। ऐसे मौके पर महिला के पति ने कई सैकड़ों किलोमीटर पार करके मुझसे संपर्क किया। रोगिणी लाई नहीं गई थी। रोग लक्षणों के बाएँ अंग में फैलने एवं बाद में दाहिनी ओर परिचालित होने की बात ध्यान में रखकर लैकेसिस 1000 की दो खुराकें 12 घंटों से देने के लिए दे दी। साथ में प्लैसिबो। दवा देने के 12 दिन बाद टेलिग्राम मिला कि रोगिणी के पक्षाघात में भारी परिवर्तन था।–लेखक।

(3) **स्पर्श कातरता–स्पर्श मात्र से अथवा कपड़ों के साधारण भार मात्र से बेचैनी होना अथवा कष्टों में वृद्धि।**

(लेकेसिस का स्वदेह में परीक्षण करने के बाद डॉ. हेरिंग आगे के दिनों में टाई पहनने में असुविधा महसूस करते रहे। बेचैनी हो जाती थी। अनेक महिलाओं के लिए माहवारी बंद होने की उम्र में अपने ही कपड़ों का भार कई बार बेचैनी उत्पन्न करने का कारण बन जाता है। ऐसी ही स्पर्शकातरता या बेचैनी से इस शीर्षक का तात्पर्य है।)

हृदय रोगी। बैठा रहने के लिए मजबूर था। बाईं ओर होनेवाले छाती के दर्द को कम करने दाहिनी ओर झुककर तकिए से छाती को दबा कर रखता। इससे श्वास कष्ट में कमी आती। नाड़ी धीमी थी। कमजोर भी। गले में या कमर में हर प्रकार बंधन और दबाव असहनीय था। बेचैनी पैदा हो जाती। लैकेसिस 200 की एक खुराक से ठीक हो गया।–डॉ. टी.डी. स्टो।

(4) **स्राव रुकने से कष्ट बढ़ना और स्राव आरंभ होने से आराम। (जैसे नाक से सर्दी निकलना आरंभ होने पर सिर दर्द में आराम आना, माहवारी शुरू होने पर कमर-कोथे के दर्द में कमी होना, भरपूर मात्रा में कफ निकलने से दमा के कष्ट में राहत मिलना आदि।) समय-असमय शरीर में गर्मी की लहर-सा उत्पन्न होता हुआ मालूम होना।**

(रजोनिवृत्ति की उम्र में जब महिलाओं का ऋतुस्राव बंद होने लगता है, कई महिलाएँ अनेकानेक रोगों से पीड़ित हो जाती हैं। लैकेसिस को इन रोगों के लिए एक विशिष्ट दवा का स्थान प्राप्त है। **स्राव रुकने से कष्टों का बढ़ना** इस शीर्षक के अंतर्गत रजोनिवृत्ति काल के रोगों पर विचार होना चाहिए।

रजोनिवृत्ति काल में कई महिलाएँ अपने शरीर में समय-असमय गर्मी की लहर-सी महसूस करती हैं। इसके साथ ही कई बार उन्हें अपने शरीर में अपने ही कपड़ों का भार बेचैनी उत्पन्न करने वाला मालूम होता है। चूँकि ये सभी लक्षण लैकेसिस से दूर होते हैं इसलिए रजोनिवृत्ति काल की बीमारियों के लिए प्रयुक्त औषधियों में लैकेसिस का स्थान सर्वोपरि है।)

आज से लगभग पंद्रह वर्ष पूर्व मेरी कमर के निचले हिस्से में एक फोड़ा

हो गया था। मेरे एक सर्जन मित्र ने उसका आपरेशन कर दिया। दो माह तक घाव न सूखने पर एवं एक नासूर का रूप ले लेने पर मैंने पेशाब की जाँच की। मधुमेह निकला। सर्जन मित्र अफसोस जताने लगे कि बिना खून-पेशाब जाँच किए आपरेशन करके उन्होंने अक्षम्य भूल की। मैंने उन्हें ढाढस बंधाया कि उनकी सदिच्छा में कोई कमी तो न थी, भूल हर किसी से होती है। इस पर सर्जन मित्र ने पुनः सर्जरी की सलाह दी; क्योंकि सर्जरी की भूल सर्जरी से ही सुधरती है। मैंने भिलाई जाकर विख्यात सर्जन डॉ. आर.जी. चौबे को दिखाया। इस समय नासूर के दो रास्ते निकल आए थे। उन्होंने तीन माह बाद मधुमेह कंट्रोल होने पर, पुनः शल्यक्रिया करने का वचन दिया। उन्होंने कहा, "यदि आप चाहे तो होमियोपैथी से ही अपना मधुमेह ठीक कर लेवे।" घर में एक चाँदसी चिकित्सक का आना-जाना था। उसने कहा—"आप बिना आपरेशन ठीक हो सकते हैं। मेरे पास ऐसा मल्हम है जो आपको ठीक कर सकता है—मधुमेह बाधक न होगा।" घर के लोगों ने दबाव देकर मुझे उसकी चिकित्सा के लिए तैयार करा लिया। उसने मेरे नासूर की, जिसमें से इस समय काफी मवाद निकलता था मल्हम चिकित्सा आंरभ की। पर उसकी चिकित्सा के चलते एक सप्ताह में ही मेरी हालत पतली हो गई। आंतरिक दुर्बलता तेजी से बढ़ गई। वह मल्हम लगाकर इस तरह पट्टी करता कि मवाद बाहर न निकल पाता। मुझे समझते देर न लगी कि सात दिनों में स्राव बाहर न निकल पाने के कारण ही मेरी दुर्बलता बढ़ती जा रही थी। आठवें दिन मध्यरात्रि में मुझे भारी बेचैनी हुई और पट्टी किए हुए स्थान में एक अभूतपूर्व दबाव मालूम हुआ जैसे कुछ फूटकर निकलना चाहता है। मैंने अपने ही हाथों से, क्योंकि सब सो रहे थे सारी पट्टियों को निकाल दी। थोड़ी ही देर में मुझे झपकी सी लग आई। कुछ देर बाद गीलापन लगने पर मेरी नींद खुल गई। देखा, खून मिले मवाद से कपड़ों के साथ बिस्तर गीला था। मेरी आंतरिक दुर्बलता गायब-सी थी और मुझे अच्छा लग रहा था। मेरे लिए लक्षण स्पष्ट थे। मैंने तुरंत ही लैकेसिस 200 की एक खुराक ले ली। दूसरे दिन से मैंने चाँदनी चिकित्सा बंद कर दी। लैकेसिस 200 की एक ही खुराक के प्रभाव से मेरा मधुमेह पूरी तरह ठीक हो गया। आज भी ठीक है। मधुमेह के नाम से कोई दवा कभी नहीं लेता और भात-रसगुल्ला सब खाता हूँ। पर मधुमेह ठीक होने पर भी मेरा घाव पूरी तरह नहीं सूखा। मैंने एक-दो होमियोपैथी चिकित्सकों से सलाह ली। पर उनसे मुझे तसल्ली नहीं हुई। अब निधारित तिथि में मैं डॉ. आर. जे. चौबे जी के शरणागत हुआ। उन्होंने मेरे दो मुँह वाले विरल नासूर की शानदार शल्य चिकित्सा कर दी। तीन सप्ताह में ही घाव सूख गए और मैं घर चला आया। पर सप्ताह गुरजते मुझे अचानक याददाश्त में तेजी से गिरावट महसूस होने लगी। सुषुम्ना में इंजेक्शन देकर बेहोश करके मेरा आपरेशन किया गया था। मैंने इस इंजेक्शन को ही याददाश्त की गिरावट का कारण माना। मेरे परिवार में

टी.बी., मधुमेह, मिरगी एवं एक्जिमा का इतिहास रहा है। सो, मैंने टयुबर्क्युलिनस 1000 की एक खुराक ली। मेरी याददाश्त की कमजोरी तेजी से ठीक हो गई।—लेखक।

(5) संदेही प्रवृत्ति (जैसा सर्प का स्वभाव है।) एक विषय से दूसरे विषय में जाते हुए लगातार बात करते रहना याने बकवादीपन और समय का ज्ञान न रहना। (सुबह को शाम और शाम को सुबह समझना।)

(6) घावों के किनारों का नीला होना, त्वचा का नीलापन या कालापन।

(7) नाक, मुँह, फेफड़ा, गर्भाशय, आंत, अथवा घावों से निकलने वाले रक्त में कालापन। पेशाब काली होना।

(8) दंतांकित जीभ। निकालने का प्रयास करने पर दाँतों में अटक जाना।

एक नौजवान, अत्यधिक अध्ययन के बाद मानसिक रोगी बन गया। अत्यधिक बकवादी हो गया। (जैसा कि उसका स्वभाव नहीं था।) लगातार भाषण देता अपनी पसंद की भाषाओं में। एक विषय से दूसरे विषय में तुरंत चला जाता। वह जिद्दी हो गया था और अपने आसपास के सभी लोगों पर संदेह करता। लैकेसिस 30 से ठीक हो गया।—डॉ. स्टो।

आंत्रिक ज्वर के साथ विकार। जीभ काली। गला सूखा। तीसरे सप्ताह जीभ बाहर निकालकर दिखाने में असमर्थ हो ग्रया। लैकेसिस से ठीक कर दिया।—डॉ. सी. डब्ल्यु. बोइर्सा।

शिरास्फीति (Varicose), नीला लैकेसिस 30 से ठीक हुआ।—डॉ. एफ. आर. स्कूकर।

शक्तिक्रम-200 एवं उसके अधिक ऊँचा शक्तिक्रम अधिकाधिक प्रयुक्त। बार-बार नहीं देना चाहिए। प्रत्येक खुराक का असर समाप्त होने पर दूसरी खुराक देनी चाहिए।

ह्रास-वृद्धि—नींद के बाद, नींद में, बाईं ओर, स्राव रुकने पर वृद्धि। गरम प्रयोग से एवं स्राव निकलने पर आराम।

(50) लाइकोपोडियम

इस औषध से निम्नांकित बीमारियाँ ठीक होती हैं—

(1) वे सभी रोग जिनके लक्षण सायँ 4 से 8 बजे के बीच बढ़ते हैं।

(2) वे रोग जो केवल शरीर के दाहिनी ओर हो एवं/अथवा दाहिनी ओर से बाईं ओर जाने की प्रवृत्ति प्रदर्शित करते हैं। ('एपिस' में भी रोग दाहिनी ओर से बाईं ओर जाने की प्रवृत्ति प्रदर्शित करता है।) सिर दर्द, चक्षु प्रदाह, टांसिल, मम्पस, वक्ष प्रदाह, उदरशूल, डिंबाशय प्रदाह, अंडकोष का सूजन, हर्निया आदि।

(3) मस्तिष्क की शक्तिहीनता। स्मरण शक्ति की कमी। शब्द प्रयोग में उचित शब्दों का संयोजन भूल जाना। एक विषय के साथ दूसरे विषय जोड़ डालना।

(4) वे रोग जिनमें नाक की दीवार तेजी से सिकुड़ती-फैलती है। मस्तिष्क, श्वास प्रश्वास तथा उदर संबंधी अनेक विकारों में ऐसा होना संभव होता है।

(5) पेशाब साफ रहने पर भी उसमें लाल बालू जैसा तलछट जमना।

(6) वयस्क व्यक्तियों की नपुसंकता।

(7) पेट में वायु संचय—उदर के निचले हिस्से में अधिक जमाव। पेट गड़गड़ाता है। अधोवायु से आराम आता है। (डकार से आराम-कार्बोवेज) थोड़ा-सा खाने पर ही पेट भर जाता है। हाजमे की कमजोरी। भोजन खट्टा लगना। खट्टी डकार। खट्टा वमन अन्न नलिका जलते रहना।

डॉ. पी. सी. मजूमदार ने एक 14 वर्षीय बालक की चिकित्सा की। उसके पूरे शरीर में सूजन थी। तिल्ली बढ़ने की एलोपैथी चिकित्सा हुई थी। सायंकाल 4 से 8 बजे के भीतर बुखार आता था। लाइकोपोडियम 3 ने आराम कर दिया।

एक दस वर्ष की बालिका को टांसिलों के इर्दगिर्द भयानक प्रदाह हो गया। श्वास प्रश्वास तीव्र था। नाक की दीवारें तेजी से फैल सिकुड़ रही थी। लाइकोपोडियम 200 शक्ति प्रति दो घंटे देने पर दो दिनों में पूरी तरह ठीक हो गई (डॉ. हाठन)

एक सज्जन को कई सप्ताहों से उदर में वायु संचय से कष्ट था। थोड़ा-सा खाते ही उदर की शिकायत ओर बढ़ जाती थी। लाइकोपोडियम 200 एक खुराक से आराम आ गया। (डॉ. जे. बी. बेल)

रोगी की उम्र 48 थी। कोई पाँच वर्षों से गुर्दे की पथरी से परेशान थे। उदर में वायु संचय—सिर दर्द। सभी कष्ट सायंकाल 4 बजे के बाद से संध्या तक बढ़ते थे। लाइकोपोडियम 3 तथा 200 से आरोग्य हो गए। (डॉ. हैकेट)

जब प्रौढ़ व्यक्ति दूसरी-तीसरी बार विवाह करते हैं और उनमें रति शक्ति का अभाव होता है, उस समय एक मात्रा लाइकोपोडियम सेवन करने से रमण-सामर्थ्य लोट आता है।—डॉ. नैश

शक्तिक्रम—30 तथा 200।

ह्रास-वृद्धि—दाहिनी ओर, दाहिनी ओर से बाईं ओर, सायँ 4 से 8 बजे, गरम प्रयोग (गला-पेट छोड़कर जो कि गरम प्रयोग से बेहतर रहते हैं।) वृद्धि।

हिलने-डुलने या शीतलता से ह्रास। गला पेट के लक्षण गरम प्रयोग से बेहतर।

(51) मैग्नेशिया फास

पूरा नाम मैग्नेशिया फास्फोरिकम है। लगभग हर प्रकार के दर्द की ही यह एक शानदार दवा है। स्नायविक दर्दों में इसका सबसे पहले स्मरण करना चाहिए।

आँख, कान, दाँत, पेट, छाती, गर्भाशय जहाँ कहीं भी दर्द की शिकायत हो यदि दर्द—गरम प्रयोग से घटता है अथवा ऐंठन के साथ दर्द आता है अथवा दबाने

से घटता है तो मैग्नेशिया फास शानदार असर दिखाएगा। ऋतु शूल की यह खास दवा है।

मैग्नेशिया फास को आक्षेप निवारक माना गया है। स्वभावतः बायोकेमिक सिद्धांतों के प्रणेता डॉ. सुसलर के अनुसार अकड़ना-फड़कना को भी यह दुरुस्त करने में सक्षम है। इसलिए मिरगी, धनुष्टंकार में भी इसका प्रयोग किया जाना चाहिए। परंतु डॉ. नैश इस पर अविश्वास करते हैं। उनका मानना है कि ''समः समं शमयति' के सिद्धांतों पर प्रयुक्त दवाओं से ही आरोग्य संभव है।

एक छह वर्षीया बालिका नर्तन रोग (Chorea) से ग्रस्त हो गई। बोलना दूभर हो गया। मैग फास 6x देकर डॉ. क्लार्क ने उसे ठीक कर दिया।

मिस...48 वर्ष। पीठ में दर्द था। यह दर्द मेरुदंड के दाहिनी 'सायटिक नर्व' तक फैलता था। यह 'फ्लू' के बाद आरंभ हुआ था। मैग फास 3x प्रति मात्रा 5 ग्रेन देने पर ठीक हो गया। (डॉ. बोई)

शक्तिक्रम 3x, 6x। गुनगुने जल के साथ जल्दी-जल्दी देने पर तीव्र वेदना में शीघ्र लाभ पहुँचाता है। कुछ लोग उच्च शक्तिक्रम के हिमायती है। डॉ. सेंटी और डॉ. नैश स्वयं तैयार की हुई 55 एम शक्तिक्रम से ऋतुशूल की चिकित्सा सफलता से करते थे।

ह्रास-वृद्धि—दाहिनी ओर, स्पर्श से, ठंडक से, रात में वृद्धि। गरम प्रयोग से, दबाव से, सामने झुकने से ह्रास।

(52) मर्क साल

इसे मर्क्युरियस सालिब्युलस भी कहा जाता है।

यह पारा है। थर्मामीटर में पारा का प्रयोग होता है। गरमी से यह ऊपर चढ़ जाता है और ठंड से नीचे आ जाता है। जैसे कि ठंड और गरमी उसे कतई बर्दाश्त नहीं। ऐसे ही जिन रोगियों को ठंड़ी और गरमी बिल्कुल बर्दाश्त नहीं होती, उन्हें मर्कसाल की आवश्यकता होती है।

कहावत है पाप और पारा हजम नहीं होते। फूटकर निकलते हैं। संयम से हटकर जो यौन संसर्ग होते हैं, उनके दुष्परिणाम अपने ढंग पर होते हैं। उपदंश (Syphilis) पीड़ित स्त्री-पुरुष अपनी विषाक्तता एक-दूसरे को बाँटते हैं। संक्रमण हो जाने पर उसे छुपाया जाना संभव नहीं होता। उपदंश से रक्त दूषित हो जाता है—जननेन्द्रिय में धाव, ग्रंथियों का फूलना, कंपन होना, हड्डियों में दर्द होना, आदि कितनी ही तकलीफें पैदा हो जाती हैं। पारा या मर्क साल उपदंश दूर करनेवाली एक श्रेष्ठ दवा है। जब रोगी की तकलीफें **रात को बढ़े अथवा बिस्तर की गरमी से बढ़ जावे अथवा बरसात की ठंड आर्द्र हवा से बढ़े** तब मर्क साल उपदंश को या उसके दुष्परिणामों को शानदार तरीकों से दूर करती है।

निम्नांकित रोग लक्षणों में भी मर्क साल शानदार असर दिखाती है—

(1) खूब पसीना निकलना। पर उससे कष्ट रंचमात्र न घटना। बल्कि बढ़ना। अनेक ज्वर रोगियों में यह स्थिति प्रायः प्राप्त होती हैं। पसीना निकलते रहने पर भी यदि ज्वर न घटे तो मर्क साल देना चाहिए।

(2) मोटी थुलथुली जीभ, उस पर दाँतों के दाग आ जाना।

(3) मुँह में प्रचुरता से लार रहना व मुँह से लार बहना। कभी उसका स्वाद कटु, उसमें पारा की सी गंध। लार से मुँह तर रहने पर भी अत्यधिक प्यास।

(4) मुँह-श्वास में बदबू। साथ में दाँतों का ढीलापन और सरलता से खून निकलना।

(5) कंपन रहना।

(6) दाहिनी करवट लेटने की असमर्थता। दाहिनी करवट लेटने से रोगवृद्धि। (बाईं करवट लेटने की असमर्थता—फास्फोरस)

(7) मलोत्सर्जन के पूर्व व समय बहुत कूथन। मलोत्सर्जन के बाद भी कूथन बना रह जाता है।

(8) फोड़ों में, जब बेलाडोना की अवस्था पार हो जाती है और हिपर सल्फ की स्पर्शकातरता नहीं रहती, इसका उच्चक्रम फोड़ों को बैठा देती है। निम्नक्रम में पीव पैदा हो जाता है।

वात ज्वर में पसीना होते रहने पर भी ज्वर न घटना एवं दर्द की रात में वृद्धि होना, इन दो लक्षणों के आधार पर मैंने अनेक रोगी **मर्क वाइवस** (मर्क साल के समतुल्य) से ठीक किए। (डॉ. क्लार्क)

एक नवयवुती के दाँत बहुत सुंदर थे। पर एक पखवाड़े से उनमें दर्द रहने लगा, जड़ें ढीली हो गई, खून रिसने लगा। तकलीफें रात में बढ़ती थी। मर्क साल 200 से एक सप्ताह में ठीक हो गई। (डॉ. सी.ए. टित्से)

दाँत-दर्द कान तक फैलता था। रात में वृद्धि। मुँह में लार अधिक बनना। बार-बार थूकना पड़ता था। मार्क 30 से ठीक हो गया।

एक तेरह वर्ष की बालिका को कुछ दिनों से रक्तामाशय की शिकायत हो गई। दस से बीस बार मलोत्सर्जन। रात में सबसे अधिक बार जाना पड़ रहा था। पेट में ऐंठन का दर्द—मल निकलने से पूर्व, निकलते समय और बाद में भी। प्रति 4 घंटे में मर्क साल 200 देने पर 2 दिनों में ठीक हो गई। (डॉ. बेल)

उपदंश के घाव के लिए **मर्क कार 30 या 200** ज्यादा उपयोगी है। एक गाड़ीवान को लिंगमुंड की त्वचा पर उपदंश का घाव हो गया था। लक्षणों के आधार पर मर्क कार 200 प्रति तीन घंटे अंतराल पर दिया गया। एक सप्ताह में ठीक हो गया। इसी तरह एक बढ़ई को लिंगाग्र चर्म पर घाव हो गया जो कि विषाक्त

यौन संसर्ग के आठ दिनों बाद प्रगट हुआ। मर्क कार 200 प्रति तीन घंटे से देने पर एक सप्ताह से भी कम समय में ठीक हो गया। (डॉ. होयने)

एक कसाई को एक माह से सूजाक की शिकायत थी। लिंगाग्र चर्म सूज गया था—लिंगमुंड पर खींचकर लाने में कठिनाई होती थी। मूत्रपथ से पीला स्राव निकलता था। मर्क साल 200 से एक सप्ताह में ठीक हो गया। (डॉ. ग्रांस)

एक बालक को, जिसकी उम्र एक वर्ष थी, कई दिनों से मवादयुक्त दानों की शिकायत हो गई। ये दाने नाना प्रकार की आकृति के थे और शरीर के यत्रतत्र हो गए थे। रात को बिस्तर में जाने के बाद उसका कष्ट बढ़ता था। डॉ. नैश ने उसे मर्क साल से तीन सप्ताह में ठीक कर दिया।

शक्तिक्रम 30 एवं 200।

ह्रास-वृद्धि—रात में, आर्द्र हवा में, दाहिने करवट लेने पर तथा पसीना निकलने पर वृद्धि। आराम करने पर ह्रास।

(53) नेट्रम म्युर

इसका पूरा नाम 'नेट्रम म्युरिटिकम' है। यह साधारण खाने का नमक है जिसका शक्तिकरण द्वारा होमियोपैथी में व्यापक उपयोग होता है।

"लोग भरपूर मात्रा में रोज नमक खाते हैं पर नमक से रोग आराम नहीं होता। उन्हें तभी फायदा होता है जब शक्तिकृत रूप में उसका आश्चर्यजनक गुण विकसित होता है।...क्या यह आश्चर्य की बात नहीं है कि कुछ चिकित्सक शक्तिकृत दवा पर विश्वास नहीं करते। (क्योंकि शक्तिकृत दवा में औषधीय अणु प्राप्त नहीं होते) परंतु 00.004 मिलिमीटर से लेकर 00.007 मिलिमीटर की आकृति के कीटाणुओं के भय से डरे हुए कौए की तरह भागते हैं ?"—डॉ. नैश।

जब आँखों से न दिखने वाले कीटाणु बड़ी बीमारी पैदा कर सकते हैं तो क्या बड़ी बीमारियाँ आँखों से न दिखने वाले शक्तिकृत दवा से आरोग्य नहीं हो सकती ? शक्तिकृत नमक इसका उत्तर देता है।

शक्तिकृत होकर साधारण नमक असाधारण आरोग्य शक्ति का प्रदर्शन करता है। तभी लक्षण मिल जाने पर इससे रक्ताल्पता से लेकर बाँझपन तक अनगिनत बीमारियाँ आरोग्य हो जाती है।

इसके प्रयोग के लिए निम्नांक्ति लक्षण निर्णायक होते हैं—

(1) किसी भी बीमारी में अधिक मात्रा में नमक खाने की लालसा अथवा आदत। नमकीन द्रव्य पसंद करना।

(2) रक्ताल्पता के साथ शारीरिक शीर्णता। गर्दन का पतला पड़ जाना। चेहरा चमकीला और मटमैले रंग का। हाथ पैरों में बर्फीला ठंडापन।

अच्छा खाते रहने पर भी शरीर पुष्ट ना होना। रोगी का दुर्बलता के साथ धड़कन से पीड़ित रहना।

(3) आंतरिक जाडा/ठंडी जल्दी पकड़ लेती है, फिर भी खुली हवा पसंद। सविराम ज्वर जाड़ा लगकर प्रातः 10 बजे से 11 बजे के बीच वढ़ता है। हृद्कंपन के साथ हृदय में ठंडक लगना।

(4) सहज रूप में आँखों से आँसू झरना—छींक आने पर, खाँसने पर, हँसने पर, सर्दी लगने पर। नाक से पानी की तरह रंगहीन प्रबल सर्दी का स्राव।

(5) ओंठों से लेकर मलद्वार तक श्लेष्मिक झिल्लियों की शुष्कता। निचले ओंठ का मध्य भाग में फटना। कब्जियत। मल मुश्किल से बाहर निकल पाता है—टुकड़ों में निकलता है। मल का सूखापन। रक्तस्राव भी। योनि की शुष्कता के कारण यौन संप्रयोग के समय असाधारण कष्ट। अत्यधिक प्यास।

(6) नाना प्रकार के सिर दर्द। सूर्योदय से सूर्यास्त तक। आंशिक अंधत्व के साथ। रक्ताल्पता के साथ। स्कूलों में पढ़नेवाली बच्चियों का/समुद्र तट पर बढ़ने वाला। हथोड़े की चोट जैसा। सविराम ज्वर के साथ। पुराना सिर दर्द। ऋतु स्राव के बाद सिर दर्द उत्पन्न होना। वमन के साथ सिरदर्द।

(7) रोने की प्रवृत्ति। हँसना भी रोने में बदल जाना। अकेला रहने की इच्छा। **सांत्वना देने पर उत्तेजित हो जाना।**

(8) लार अथवा बलगम का स्वाद नमकीन होना।

(9) नाक, ओंठ और जीभ का सुन्न होना—साथ ही सुरसुराहट। जीभ नक्शे की तरह थूक से ढंकी हुई। ओंठों में चमकीले ज्वर के दाने।

(10) शीतपित्त—नया तथा पुराना। स्वतंत्र रूप से अथवा सविराम ज्वर के साथ।

(11) दूसरों की उपस्थिति में पेशाब करने की असमर्थता। छींक या खाँसी के साथ पेशाब निकल आना।

एक वयस्क महिला ने अपनी एकमात्र पुत्री को खो देने के बाद से खाट पकड़ ली। बात बहुत कम करती थी। सांत्वना देने पर उसका दुःख प्रबल हो जाता था—चीखने-चिल्लाने के दौरे पड़ने लगते। तीन महीनों तक प्रति तीसरे सप्ताह नेट्रम म्युर 1000 देने पर पूरी तरह ठीक हो गई।—डॉ. डुलैक।

सिर दर्द—प्रकाश से बढ़ने वाला—सूर्योदय से सूर्यास्त तक। दोपहर को दर्द प्रबल हो जाता। आँखें दर्द से भर जाती। प्रकाश असह्य। नमक अधिक लेने की

अभिलाषा। नेट्रम म्युर से पूरी तरह ठीक हो गया।—डॉ. सी. एम. चेम्बरलेन।

महिला, उम्र पैंतालीस। तीन वर्षों से खाँसी से पीड़ित थी। सुबह नमकीन स्वाद का बलगम निकला करता था। सुबह 10 बजे से सिर दर्द भी रहता। नेट्रम म्युर 1000 की एक ही खुराक से ठीक हो गई।—डॉ. एच. एन. मार्टिन।

श्रीमती... दुर्बलता की शिकार थी। राक्षसी भूख, फिर भी शीर्णता। चेहरा मलिन। कब्जियत। सिर दर्द। परिश्रम से श्वास भर जाना। हाथ-पाँवों में ठंडापन। बार-बार आंतरिक ठंडी का प्रकोप। धड़कन और विषाद। नेट्रम म्युर 30 से ठीक हो गई।—डॉ. सी.पी. हर्ट।

तीस वर्षीया महिला। अनिद्रा, कब्जियत, सिर दर्द तथा अन्य स्नायविक लक्षणों के साथ पीठ दर्द से पीड़ित। सिर दर्द सुबह बढ़ता है। मुँह का स्वाद नमकीन। भोजन से अरुचि। बीच-बीच में हृदकंपन की अनुभूति। नेट्रम म्युर 200 से ठीक हो गई।—डॉ. रॉ

पैंसठ वर्षीय रोगी। सविराम ज्वर से पीड़ित। छह वर्ष पहले 'क्वीनिन' से चिकित्सा तब हुई थी जब सोलह माह तक लगातार ज्वर का भोग चला। 'क्वीनिन' चिकित्सा से कथित रूप में अच्छा होने पर भी ज्वर फिर से आता रहा। इस समय ठंडी सुबह 10 बजे लगती थी जो कि एक डेढ़ घंटे चलती। यह ठंडी हिला देती। बाद में तीव्र ज्वर और प्रबल रूप में पसीना निकलता जो कि दुर्गंधयुक्त होता। जाड़ा लगते वक्त पूरे शरीर में, विशेषतः घुटनों और पैरों में दर्द होता। ज्वर चढ़ने पर तेज प्यास, सिर दर्द और विकास। पसीने की हालत में आराम। नेट्रम म्युर 200 की एक खुराक से ठीक हो गया।—डॉ. एच. व्ही. मिलर।

एक रोगी को मैं किसी तरह आरोग्य नहीं कर पा रहा था। उसके नाक, ओठ और जीभ में सुन्नपन था और वहाँ सुरसुराहट होती थी। डॉ. लिपि ने मुझे नेट्रम म्युर देने की सलाह दी। मैंने उसे नेट्रम म्युर सी. एम. दी और वह ठीक हो गया। —डॉ. नैश।

ज्वरावस्था में नेट्रम म्युर नहीं देना चाहिए—एक सावधानी।

जब छींक के साथ कच्ची सर्दी निकलती हो, नेट्रम म्युर का असर अमोघ होता है। इस स्थिति में 30 शक्तिक्रम की चंद खुराकें काफी होती है।—डॉ. विलियम बोरिक।

नेट्रम म्युर 6 शक्ति लगातार खाने से सर्दी की प्रवृत्ति नष्ट होती है।

शक्तिक्रम-30 और 200 अधिकाधिक।

ह्रास-वृद्धि—समुद्र तट पर, 10 बजे प्रातः, गरम कमरे में, गरम से, सांत्वना से वृद्धि।

खुली हवा से आराम।

(54) नेट्रम फास

इसका पूरा नाम 'नेट्रम फास्फोरिकम' है।

यह एक बायोकेमिक दवा है। रक्तकणों में इसकी उपस्थिति 4X क्रम में होती है परन्तु इस क्रम में इसका उपयोग बहुत कम होता है।

'अम्लता' या 'खट्टापन' इस एकमात्र शब्द को याद रखने से इस औषधि का प्रयोग आसानी से संभव है।

खट्टी डकार आती है, नेट्रम फास दो।

खट्टी उल्टी होती है, नेट्रम फास दो।

पसीने में खट्टी गंध है, नेट्रम फास दो।

मल में खट्टी गंध आती है, नेट्रम फास दो।

प्रदर स्राव में खट्टी गंध है, नेट्रम फास दो।

खट्टा स्वाद का बलगम निकलता है, नेट्रम फास दो।

अर्थात 'अम्लता' या 'खट्टापन' जिस किसी समय या रोग में प्राप्त हो, नेट्रम फास देना चाहिए।

वात रोगों में रक्त कणों में 'लैक्टिक एसिड' का अंश बढ़ जाता है, अर्थात 'अम्ल' का अंश बढ़ता है। स्वाभाविक रूप में वात रोगों की नेट्रम फास एक विशिष्ट दवा है।

नेट्रम फास उन रोगियों को भी देना चाहिए जिनकी जीभ की जड़ पीली मलाई जैसी सुनहरी लेप से ढँकी होती है।

शक्तिक्रम–बायोकेमिक मतानुसार 6X शक्तिक्रम। डॉ. मार्गन और डॉ. केंट 30 और इसके ऊपर के शक्तिक्रमों के पक्षपाती थे।

(55) नेट्रम सल्फ

इसका पूरा नाम मेट्रम सल्फ युरिकम है।

सुसलर की बायोकेमिक दवाओं में से एक प्रमुख दवा है।

परीक्षणों से देखा गया है कि वे लोग जो कभी सूजाक (Gonorrhea) से पीड़ित रहे हैं, अथवा जिनके शरीरों में सूजाक पीड़ित माता-पिता का रक्त है, वे प्रायः बरसात में बीमार पड़ जाते हैं। उनकी यह भी एक विशेषता होती है कि वे आर्द्रता या नमी किसी प्रकार बर्दाश्त नहीं कर पाते। जलाशय के किनारे रहने पर, ककड़ी जैसे जलयुक्त फल खाने पर, जलाशय में रहने वाली मछली या जलों में पैदा होनेवाला सिंघाड़ा खाकर वे जल्दी बीमार पड़ जाते हैं। सर्दी हो जाती है अथवा अतिसार अथवा अन्य कोई बीमारी। ऐसे रोगियों को जलीय धातु (Hydrogenoid constitution) वाला रोगी कहा जाता है।

नेट्रम सल्फ जलीय धातु वाले रोगियों की शारीरिक संरचना बदल देने की योग्यता रखने वाली दवा है।

जो रोग बरसात में बढ़ते हैं अथवा हवा में आर्द्रता आ जाने पर बढ़ते हैं या जलाशय के किनारे रहने पर बढ़ते हैं अथवा मछली, ककड़ी आदि जल में रहने वाले पदार्थ खाने से बढ़ते हैं, उनकी पहली दवा नेट्रम सल्फ होगी।

नेट्रम सल्फ की समय की दृष्टि से रोग वृद्धि प्रातःकाल 4 या 5 बजे के आसपास होती है। इसलिए प्रातःकाल बढ़ने वाले रोगों दमा या अतिसार आदि में नेट्रम सल्फ देना चाहिए। जलीय धातु वालों के मधुमेह की भी नेट्रम सल्फ खास दवा है।

यदि उन रोगियों को जो जलीय धातु के हैं, मुँह का स्वाद नीम जैसा कड़ुवा हो अथवा उन्हें उल्टियाँ नीम जैसे कड़ुवेपन की आती हो अथवा उनका बलगम नीम जैसा कड़ुवा स्वाद देता हो तो नेट्रम सल्फ बहुत ही कारगर दवा होगी।

जब मैं अपने व्यस्तता के क्षणों में रोगी का धातुगत अध्ययन पूरा करते हुए सभी लक्षणों को विस्तार से लेने में असमर्थ रहता हूँ, यदि रोगी अपने मुँह का स्वाद, वमन का स्वाद या बलगम का स्वाद कड़ुवा होना बतलता है तो नेट्रम सल्फ 3x अथवा 6x बार-बार लेने को निर्देशित करता हूँ। अनेक रोगी इसी से ठीक हो जाते हैं। यदि प्रातःकालीन वृद्धि साथ में हो तो दवा शायद ही विफल होती है। (लेखक)

जलीय धातु की सर्वश्रेष्ठ दवा थूजा है। इसलिए रोगी का धातु परिवर्तन करने के लिए प्रति सप्ताह थूजा 30 एक खुराक देकर नियमित नेट्रम सल्फ 6x खिलाना एक अच्छा नुस्खा है। (लेखक)

बरसात में रोगारंभ होने पर, विशेषतः ज्वर की स्थिति में, फेरम फास और नेट्रम सल्फ अदल बदलकर देने से आरोग्य गतिमान होता है।

सिर में चोट लगकर उत्पन्न होने वाले रोगों की भी यह एक अच्छी दवा है।

एक युवा व्यापारी को सिर में गेंद से चोट लगने के बाद से चक्कर की शिकायत हो गई। व्यापार से मन हट गया। नेट्रम सल्फ ने दुरुस्त कर दिया। (डॉ. केंट)

डॉ. ल्बैक्उड ने एक ऐसे 10 वर्ष के मिरगी रोगी को नेट्रम सल्फ 200 से ठीक किया जिसे सिर में चोट लगने के बाद ही मिरगी की शिकायत हुई थी।

नेट्रम सल्फ ने जलीय धातु के असंख्य दमा रोगियों को आरोग्य किया है। (डॉ. डिवी)

शक्तिक्रम—3x, 6x, 30, 200

ह्रास-वृद्धि—बरसात में, नम प्रभाव से, प्रातःकाल वृद्धि।

शुष्क आबोहवा से, दबाव से ह्रास।

(56) नक्सवोमिका

यह बैठे-बैठे कामकाज करने वाले, देर रात तक जगने वाले, नान प्रकार की दवाएँ खाते रहने वाले, चिंताग्रस्त, नशा करने वाले, मसालेदार भोजन करने वाले, अथवा अत्यधिक चाय-काफी पीनेवाले, व्याभिचार करने वाले लोगों की दवा है। इस कथन का मूल आशय यह है कि ऐसे ही लोगों में प्रायः नक्सवोमिका के लक्षण उत्पन्न होते हैं। ऐसे लोग प्रायः चिड़चिड़ा, ईर्ष्यालु, आसानी से उत्तेजित हो जानेवाले लोग होते हैं।

जिन लक्षणों पर नक्सवोमिका का सफल प्रयोग होता है वे निम्नांकित हैं–

(1) बार-बार पाखाना लगना। पाखाना जाने पर थोड़ा सा मल निकलना जिससे तसल्ली न होना। पाखाना खुलासा होने पर आराम मालूम होना।

(2) प्रातःकाल रोग वृद्धि।

कुछ वर्ष पूव 31 अगस्त 1992 को मेरे ज्येष्ठ पुत्र को जो एक बैंक कर्मचारी है, उसके मित्रों ने गंभीर उदरशूल की स्थिति में शहडोल के एक नर्सिंग होम में दाखिल करा दिया। उसे राइल्स टयूब लगाकर ड्रिप में रखा गया था। भारी बरसात थी। कठिनाई से जूझते हुए मैं लगभग बारह घंटे बाद उसके पास पहुँचा। उसका मल रुका हुआ था, कोई हाजत नहीं थी। पेशाब अत्यल्प मात्रा में हो रही थी। ऐसे में दो दिन पार हो गए। कोई दवा उसे राहत नहीं दे पा रही थी। रोग अज्ञात था। तीसरी सुबह उसे पाखाने की इच्छा सताने लगी। थोड़ी-थोड़ी देर से तीन बार जाने पर भी मलोत्सर्जन नहीं हुआ। इस पर मैंने उसे चुपचाप नक्सवोमिका 200 की एक खुराक खिला दी। उसे आधे घंटे के भीतर ही अगली बार पाखाना होकर दर्द से छुटकारा मिल गया। इसके बाद हम उसे बिलासपुर ले आए। वहाँ विस्तार से जाँच पड़ताल करके विख्यात एलौपैथ स्व. डॉ. एम. के. बनर्जी ने बतलाया कि उसे जानलेवा 'पैक्रियाटाइटिस' की बीमारी ही थीं। यह बीमारी आमतौर पर नशा करने वालों को होती है और वह चाय तक का स्वाद नहीं जानता था। जो हो, नक्स 200 ने उसे जीवनदान दिया था। इसके बाद दिल्ली-बंबई के कई विशेषज्ञों ने भी उसे देखा। पर वे उसे पूर्णारोग्य प्रदान नहीं कर सके। उसे बार-बार दर्द-होकर अस्पताल दाखिल होना पड़ता। अंततः पारिवारिक इतिहास में यक्ष्मा एवं मिरगी रहने को दृष्टिगत रखते हुए उसे लंबे अंतराल पर टयुबर्क्युलिनम 200, 1000 एवं 10 एम क्रम किया गया। सात वर्षों से उसे दर्द नहीं हुआ। (लेखक)

यदि आसन्न प्रसवा का जरायु मुख भरपूर न खुले और बार-बार पाखाना जाने की इच्छा हो तो नक्स 200 एक खुराक से पाखाना खुलकर प्रसव में प्रगति हो जाती है। (डॉ. गर्नसी)

एक सज्जन को 18 वर्षों से बादी बवासीर की शिकायत थी। मस्से काफी बड़े थे। एक स्थान में अधिक समय तक बैठने में कठिनाई महसूस करते थे।

बार-बार पाखाना जाते थे—खुलासा मलोत्सर्जन नहीं होता था। नक्सवोमिका ने उसे भारी राहत पहुँचाई।

(3) समय से काफी पहले माहवारी का स्राव होना और अधिकता से होना। स्राव कई दिनों तक चलता है। ऐसा बार बार होना।

(4) भोजन के 1-2 घंटों के बाद से ही पेट फूलना, पेट में भार मालूम होना, मुँह में पानी भर आना। साथ में बार-बार पाखाना जाने की इच्छा होती हो तो नक्सवोमिका सोने में सुगंध की तरह नतीजा देगा। रक्तामाशय में मल उतरते ही ऐंठन बंद हो जाती है।

(5) यदि किसी भी प्रकार के बुखार में बुखार अधिक हो, शरीर जल रहा हो, किंतु रोगी कपड़े ढांककर रहना चाहता हो, क्योंकि कपड़े हटाते ही तेजी से सर्दी लगती है, तो नक्स आरोग्य करेगा।

(6) अति संवेदनशीलता—ध्वनि, प्रकाश, सुगंध से मानसिक उत्तेजना बढ़ती है।

(7) आक्षेप या अकड़न। स्पर्श से बढ़ना ऐच्छिक एवं अनैच्छिक पेशियों में समान रूप से।

(8) सर्दी में दिन भर स्राव निकलता है। रात में नाक बंद हो जाती है।

चेहरे का स्नायविक दर्द। 3 वर्ष से। प्रति दिन। दोनों आँखों के गहरों से कपाल तक फैलना। तीखा अकड़नयुक्त। विरेचक दवाएँ लेते रहने का अभ्यास। सर्वाधिक कष्ट प्रातःकाल। नक्स 200 एवं 1000 से ठीक हो गई। (डॉ. वेशेलहोल्ट)

ग्रीवास्तंभ रोग में (In Torticolis) सिर बाएँ कंधे की ओर झुक गया था, ठुड्डी दाईं ओर घूम गई थी। हाथ से सिर को सीधा करने में दर्द होता था। दिन बढ़ने के साथ-साथ अकड़न का कष्ट बढ़ता था। रोगी जो कि एक बालक था सप्ताह भर से बहुत डरा हुआ था। भय से काँपता रहता। एलोपैथी चिकित्सा विफल रही। नक्सवोमिका 200 प्रति तीन घंटे से देने पर दो दिनों में बालक अच्छा हो गया। (डॉ. ए. एफ. स्वीअर)

शक्तिक्रम 30, तथा 200।

ह्रास-वृद्धि—सुबह, मानसिक श्रम से, भोजन के बाद, गरिष्ठ भोजनादि से, ठंड से वृद्धि।

थोड़ी देर सो सकने पर, सायंकाल, जोर से दबाने पर, आर्द्र हवा में ह्रास।

नक्स के बाद सल्फर देने पर नक्स की असंपूर्ण क्रिया पूर्ण होती है।

(57) ओपियम

यह अफीम है। दर्दनाशक दवा के रूप में इसने असंख्य लोगों को इसका गुलाम बनाया है या कि अफीमची। यह दर्द को कम नहीं करती, केवल एक ऐसी बेहोशी

प्रदान करती है जो दर्द को अनुभव नहीं करने देती। "सर्जरी में इसकी कभी आवश्यकता हो सकती है, पर रोगारोग्य के नाम रोगी के कमरे में इसकी स्थूल मात्रा को कभी नहीं लाना चाहिए।" (डॉ. केंट)

शक्तिकृत अफीम या होमियोपैथिक 'ओपियम' से सब बीमारियाँ आरोग्य होती है, जब निम्नांकित लक्षण मिले–

(1) बेहोश अथवा बेहोशी जैसी निद्रालुता। शरीर में हलचलों का अभाव। श्वास प्रश्वास में घरघराहट की आवाज। आँखों की पुतलियों का संकोचन याने छोटा हो जाना। शिवनेत्र या अधखुली आँखें। गरम-गरम पसीने से शरीर का तर हो जाना।

विख्यात चिकित्सक डॉ. पियरे स्मिड्ट, एम.डी. लिखते हैं–

"मुझे अपनी बयासी वर्षीय माँ से संबंधित घटना याद आती हैं। एक सुबह मैं उसे देखने गया। दरवाजे की घंटी बजाने पर उत्तर नहीं मिला। सौभाग्य से मेरे पास चाबी थी। अंदर जाकर हर जगह देखा, वह नहीं मिली। तब मैंने खर्राटों की आवाज सुनी। शयन कक्ष में मैंने उसे लेटा पाया। वह पूरी तरह बेहोश थी, साँस में ऐसी घरघराहट थी जो आसन्न मृत्यु को सूचित करती है। उसके शरीर में कोई हलचल नहीं थी। पिन चुभाने पर भी प्रतिक्रिया नहीं हुई। पुतलियाँ सिकुड़ी हुई थी–उनमें प्रकाश की भी कोई प्रतिक्रिया नही थीं। इस उम्र के व्यक्ति को शान्तिपूर्ण मृत्यु का हक है। पर मैं किंकर्तव्य विमूढ़ था, सहसा समझ नहीं आया क्या करूँ ? फिर मुझे लगा होमियोपैथी में ऐसी स्थिति की औषधि है। सो, मैंने लक्षणानुसार ओपियम 200 की कुछ गोलियाँ माँ की जीभ पर रख दी। दस मिनट बाद मैंने देखा उनकी बाईं आँख खुली और बंद हुई, फिर यही दाहिनी आँख में भी हुआ। आधे घंटे बाद उसकी पलकों में हरकत होने लगी और हाथों में गति आई। शाम तक उसकी शारीरिक क्रियाएँ बढ़ने लगी, पुतलियाँ फैलने लगी। मैंने उसे तीन खुराकें और दी। प्रभाव आश्चर्यजनक था। आठ दिनों बाद वह बैठने-बोलने लगीं। यकीन कीजिए, एक माह बाद वह पेरिट-सालेक पहाड़ पर फूल चुन रही थी। वह तीन सालों तक और जीवित रही।"

(2) जहाँ दर्द होना चाहिए, वहाँ दर्द की अनुपस्थिति।
यह 'ओपियम' के प्रयोग का एक जबर्दस्त लक्षण है। कार्बंकल या अन्य प्रकार के घाव जिनमें दर्द रहना चाहिए कतई दर्द न होना। अथवा पेट में वायु जमता है, पेट फूल उठता है, डकारें आती हैं, पर पेट फूलना कम नहीं होता, किंतु किसी तरह पेट में दर्द नहीं होता। ऐसी स्थितियों में 'ओपियम' आरोग्यकारी असर दिखाती है।

(3) आंशिक या पूर्ण पक्षघात। मस्तिष्क का या जीभ का। संन्यास रोग–एपोप्लेक्सी-मस्तिष्क में रक्तस्राव या रक्तावरोध के कारण

पक्षाघात। आंतों की प्रसारण लहरें (Peristalsis) या कीटाकर गति समाप्त होकर अंत्रावरोध (Intestinal Obstruction) होना। आंतों में मल भरा रहता है पर मल नहीं निकलता—वेग भी नहीं होता। मूत्राशय में मूत्र भरा रहना, पेशाब नहीं निकलना। (कब्जियत, गोटा-गोटा मल निकले, पाखाने का वेग ही न रहें ओपियम 30 प्रति दिन 4-5 खुराक देना चाहिए। पेट में दर्द आवे तो दवा बंद कर देना चाहिए।—डॉ. एन. सी घोष)

(4) भय से उत्पन्न रोग। भयभीत हुई माँ का दूध पीकर बच्चे का अस्वस्थ होना, अकड़ना।

(5) निद्रालु, पर नींद न आना। आने पर भी तुरंत जग जाना।

(6) मल का वमन।

एक छः माह के बच्चे को श्वासावरोध की कठिन शिकायत थी। घरघराहट सहित श्वास प्रश्वास। एक बार साँस लेने पर लगता बच्चा मर जाएगा। कठिनाई से दुबारा साँस ले पाता। ओपियत 30 से अच्छा हुआ।—डॉ. आक्फोर्ड।

रोगिणी। बिना एनिमा मल कभी नहीं निकलता, हर प्रकार की दवाएँ खा चुकी थी। अनिद्रा। जल्दी भयभीत होने की आदत। ओपियत 200 ने स्थायी रूप से आरोग्य कर दिया।—डॉ. होयने।

बारह वर्ष का ग्रामीण रोगी प्रतिदिन तालाब में स्नान करता। तालाब में एक दिन निर्जनता थी। स्नान के लिए जाने लगा तो एक व्यक्ति ने मजाक किया—"आज तालाब में कोई नहीं है। नहाएगा तो भूत पकड़ेगा।" स्नान के बाद घर लौटकर अस्वाभाविक हरकतें करने लगा। अकारण रोता—कहता डर लग रहा है। झाड़ फूँक की गई। स्थिति नहीं बदली। मेरे पास आने पर ओपियम 200 की दो खुराकें 2 घंटे से दी गई। दूसरे ही दिन से स्वाभाविक हो गया। (लेखक)

डॉ. युनान एक बार रोगी देखने जा रहे थे। रास्ते में पशु चिकित्सालय में अपने मित्र पशु चिकित्सक से मिलने रुक गए। प्रांगण में एक घोड़ा स्थिर होकर गिरा पड़ा था। मित्र चिकित्सक ने बतलाया कि अंत्रावरोध से पीड़ित है। थोड़ी देर में मर जाएगा। डॉ. यूनान ने उसे प्रयोग के बतौर ओपियम 200 की एक खुराक खिला दी। फिर रोगी देखने चले गए। कुछ समय बाद लौटते हुए उन्होंने घोड़े की जानकारी ली। उसका रुका हुआ मल निकल गया था और वह खड़ा-खड़ा मजे से घास खा रहा था।

शक्तिक्रम—30 और 200 अधिकाधिक प्रयुक्त।

ह्रास-वृद्धि—गरम से वृद्धि। ठंड से एवं लगातार चलने से ह्रास।

(58) फास्फोरस

जिन परिवारों में टी.बी. की शिकायत रही है उन परिवारों के ऊँचे, लंबे, पतले, सुंदर आकृति वाले रोगियों में प्रायः इसकी आवश्यकता होती है।

निम्नांकित लक्षणों के आधार पर इसका प्रयोग होता है–

(1) रोगाक्रमण में आकस्मिकता। यथा, आकस्मिक थकावट, बेहोशी, पसीना, तीव्र दर्द आदि।

(2) बर्फीले ठंडे पानी की प्यास। जठर में उत्तेजना रहने पर पीये हुए जल का जठर में गरम होते ही वमन।

(3) बाईं करवट लेटने की असमर्थता। (दाहिने करवट लेटने की असमर्थता–मर्क साल)

(4) छोटे से घाव से प्रचंड रक्तस्राव। रक्तस्राव की प्रवृत्ति।

(5) अति संवेदनशीलता। प्रकाश, ध्वनि, गंध, स्पर्श, गरज के साथ होने वाले तूफान से प्रभावित हो जाना।

(6) हर जगह जलन। मुख जठर, पाकाशय, मलनली आदि स्थानों में। हथेली में जलन। (सल्फर में पैरों के तलवों का जलन औषध निर्वाचन में निर्णायक। फास्फोरस में हथेली का।)

एक पाँच वर्ष के बालक को जिला अस्पताल में दो सप्ताह भर्ती करके रखा गया था। उल्टियाँ आती थी। आराम न आने पर उसे मेरे पास लाया गया। बालक ने पीने के लिए पानी माँगा। जानबूझकर कुछ गरम सा पानी दिया गया। उसने ग्लास उठाकर फेंक दिया। तब उसे भरपूर ठंडा पानी दिया। उसने संतुष्ट होकर उसे गटागट पी लिया। पर पाँच मिनट बाद ही, जैसे ही वह ठंडा पानी, पेट में जाकर गरम हो गया, उल्टी होकर वह पानी बाहर गया। उसे एक खुराक फास्फोरस 200 दिया गया। उल्टियाँ बंद हो गई। (लेखक)

सात वर्षीय रोगी। रक्तस्रावी त्वचा (Purpura haemorrhagica) से ग्रसित था। रात सोने के बाद तकिया में रक्त के दाग उभर आते थे। पूर्ण जाँच में रोग का काफी अधिक स्थानों में फैलाव प्राप्त हुआ। धोखे से पिन लग जाने पर कई-कई कपड़े खून से गीले हो जाते थे। फास्फोरस 200 दो खुराकों से पूरी तरह ठीक हो गया। (डॉ. बायसी)

शक्तिक्रम-30, तथा 200।

ह्रास-वृद्धि–स्पर्श मानसिक श्रम, संध्या, गरम खान-पान, मौसम का बदलाव, सायंकाल, गरजयुक्त तूफान, बाईं करवट लेटना, से वृद्धि।

दाहिनी करवट लेटने से, नींद से, ठंडा भोजन से, बर्फीला ठंडा जल पीने से, आराम।

(59) फाइटोलैक्का

इसका पूरा नाम 'फाइटोलैक्का डिकेन्ड्रा' है।

गला तथा स्तन के रोगों की यह एक महा औषधि है।

जब गले में प्रदाह होकर दोनों ओर के टांसिल फूल जाते हैं उनका रंग लाल हो जाता है, उनके आसपास सफेद तली-सी जमती है, जीभ की जड़ में भयानक दर्द होने लगता है जो कानों तक फैल जाता है, कुछ भी खाना कष्टप्रद हो जाता है, लार बहने लगती है, फाइटोलैक्का आराम करती है। यदि यह स्थिति न रोकी गई तो कई बार डिप्थीरिया नामक भयानक बीमारी हो जाती है। यदि डिप्थीरिया हो जाए और उपर्युक्त लक्षणों के साथ भयानक जलन रहे और शरीर दर्दमय हो तो भी फाइटोलैक्का से आराम होता है।

"मैं फाइटोलैक्का को डिप्थीरिया की एक विशिष्ट दवा मानता हूँ। विशेषतः तब जब उच्च ताप के साथ सिर हाथ पैरों में दर्द हो। परंतु यह घातक डिप्थीरिया में काम नहीं आती।"—डॉ. रिचर्ड हयुजेस।

डिप्थीरिया एक सांघातिक रोग होता है। इसमें श्वासावरोध होता है। इसलिए 'सर्जन' वायु नली में छेद कर देना पसंद करता है। इस प्रक्रिया को 'ट्रेकियोटामी' कहा जाता है। यदि 'ट्रेकियोटामी' न हो और रोग आगे बढ़ जाए तो पूरा गला फूल जाता है, उपजिह्वा मोटी हो जाती है, नाड़ी की गति ज्वर के साथ तथा ज्वर विहीनता के साथ 130 से 135 बार प्रति मिनट हो जाती है, रोगी भयानक रूप से दुर्बल हो जाता है। दुर्बलता इस कदर बढ़ जाती है कि थोड़ा सा उठते ही उसे चक्कर आता है। श्वास प्रश्वास में भयानक दुर्गंध आने लगती है। एक सफेद से पर्दे से टांसिल और तालू ढंक जाता है—भयानक स्थिति में जीभ काली पड़ जाती है। अंत में नाक से रक्तस्राव होने लगता है, ऐसी गंभीरतम स्थिति में फाइटोलैक्का न देकर मर्क्युरियस सियानेटस 6 या 30 देने पर रोगारोग्य होता है। अब तक 'मर्क्युरियस सियारेटस' से असंख्य डिप्थीरिया के रोगी आरोग्य हुए हैं। सेंट पिटर्सबर्ग में डॉ. विलर ने 200 डिप्थीरिया रोगियों को 'मर्क्यरियस सियानेटस' 6 तथा 30 शक्ति से चिकित्सा प्रदान की। कोई नहीं मरा। सन् 1879-82 में डॉ. सेल्डेन ने 564 रोगियों की चिकित्सा की। किसी को भी मर्क्युरियस सियानेटस नहीं दी गई। 98 प्रतिशत रोगी मर गए। सन् 1993-86 के बीच। 32 रोगियों की मर्क्युरियस सियानेटस से चिकित्सा हुई। केवल एक रोगी की मृत्यु हुई 'रोगी में बहुत अधिक सुस्ती होना'—डॉ. एलेन ने 'मर्क्युरियस सियानेटस' प्रयोग के लिए इसे एकमात्र सिद्ध लक्षण बतलाया है।

टांसिलों का नया प्रदाह प्रायः सप्ताहांत में घट जाता है। इसके बाद कई बार देखने में आता है कि टांसिल सुपारी की तरह बड़ा हो गया है। यह स्थिति

पुरानी हो जाने पर रोगी को सुपारी जैसे टांसिलों के सूजन के साथ श्वास छोड़ने में कष्ट होता है। आवाज आती है। इसमें फाइटोलैक्का आरोग्यकारी परिणाम प्रदान करती है। यदि टांसिलों के पुरानेपन में टांसिलों की आकारगत वृद्धि के साथ उनका रंग नीलापन या कालापन लिए हुए हो तो फाइटोलैक्का कभी विफल नहीं होती।

स्तनों में सूजन की या उसमें गांठ होने की फाइटोलैक्का एक जबर्दस्त दवा है। प्रसव के बाद स्तनों में सूजन और कड़ापन साथ में स्पर्श कातरता ज्वर के साथ अथवा बिना ज्वर के। जब स्तन को थोड़ा-सा हिलाने से दर्द होता है—ब्रायोनिया की जरूरत पड़ती है। पर इसके साथ ही फाइटोलैक्का की जरूरत पड़ती है। शिशु के स्तनपान करते ही दर्द का पूरे शरीर में फैलना प्रसवोत्तर स्तन प्रदाह में फाइटोलैक्का प्रयोग का एक सिद्ध लक्षण है। स्तनाग्र या चुचुक में दरार और दर्द।

फाइटोलैक्का स्तनों के अर्बुद या टयुमर की एवं उसके साथ बगल की गाँठें फूलने की भी एक जबर्दस्त दवा है। स्तन कड़ा और दर्द भरा रहता हैं स्तनों का कैंसर। सूजन के साथ जलन और गर्माहट। स्तनों में घाव हो जाना।

डॉ. एली. जी. जोन्स ने अपने प्रसिद्ध ग्रंथ 'कैंसर' में फाइटोलैक्का के संबंध में लिखा है—''मैं इसे कैंसर की दवाओं में एक महत्त्वपूर्ण औषधि मानता हूँ।

यह स्तनों के कैंसर में विशेषता से तब निर्देशित होती है जब स्तन 'पुराने पनीर' की तरह कड़ा और दर्दपूर्ण हो और रंग बैंगनी-सा हो। मैं इसका पाँच बूंद मूल अर्क प्रति तीन घंटे देता हूँ।''...

मैंने (लेखक) फाइटोलैक्का मूल अर्क का स्तनों की गाँठों में अनेक बार प्रयोग किया है। अधिकांश रोगी कैंसर विकसित होने के पूर्व इससे ठीक हो जाते हैं।

मुझे (लेखक) को एक घंटना याद आती है। एक बार मेरे एक सर्जन मित्र एक मुसलमान महिला के एक स्तन से एक साधारण गाँठ निकालने के लिए आपरेशन थियेटर जाने की तैयारी कर रहे थे। मैंने उनसे एक माह के लिए आपरेशन की तिथि स्थगित करने और उस महिला को फाइटोलैक्का मूल अर्क 5 बूंद मात्रा में प्रति 4 घंटे से देने की प्रार्थना की। वे मान गए। वह महिला तीन सप्ताहों में पूरी तरह ठीक हो गई।

बच्चों को दाँत निकलने के समय जब बच्चा अपने मसूड़ों को अपने ही दाँतों से काटता है, तब फाइटोलैक्का उसके सारे कष्टों को दूर करता है।

डॉ. नैश की निम्नांकित पंक्तियाँ बहुत महत्त्वपूर्ण हैं—''अब मैं एक ऐसा लक्षण बतलाता हूँ जो मुझे अत्यंत बहुमूल्य मालूम हुआ। दांत या मसूड़ों को एक साथ दाँत पर दाँत दबाकर काटने की बहुत इच्छा। दाँत निकलते समय की बहुत-सी बीमारियाँ मैंने इस लक्षण के अनुसार आरोग्य की हैं। मुझे एक ऐसा रोगी मिला जो बच्चा था और न्यूयार्क शहर से ग्राम में भेज दिया गया था। वह बहुत दिनों से शिशु विसूचिका (एन्टरो कोलाइटिस) से पीड़ित था। चिकित्सकों ने कहा था

कि बिना ग्रामीण आबोहवा के वह नहीं बचेगा। पर गाँव में आकर भी उसे कोई लाभ न हुआ।...मैंने नाना प्रकार की दवाएँ दी, पर लाभ न हुआ। अंत में मैंने देखा वह बच्चा अपने मसूड़े चबाने की चेष्टा करता है और मुँह में कुछ देने से ही काटने लगता है। मैंने फाइटोलैक्का का प्रयोग किया। वह बहुत जल्द आरोग्य हो गया।"

वात का दर्द—ब्रायोनिया और रसटाक्स के मध्यवर्ती लक्षणों का अथवा ब्रायोनिया और रसटाक्स के विफल हो जाने पर फाइटोलैक्का से आरोग्य होता है। यदि दर्द ठंडी आर्द्र हवा और रात्रि में बढ़ता है, विशेषतः बिस्तर की गर्मी से तो फाइटोलैक्का उसे आरोग्य करेगी। दर्द अस्थि आवरक (Periostium) में अधिक होता है जहाँ मांस कम होता है। रोगी में उपदंश या गर्मी का इतिहास होता है। दर्द स्थान बदलता है।

मोटापा घटाने की भी यह एक श्रेष्ठ औषधि है। इससे अनावश्यक चर्बी घट जाती है। मोटापा घटाने के लिए 'फाइटोलैक्का डिकेंड्रा' का इस्तेमाल न करके **फाइटोलैक्का बेरी** का प्रयोग करना चाहिए। मूल अर्क अथवा बाजार में उपलब्ध 'फाइटोलैक्का बेरी टैबलेट' का।

शक्तिक्रम—30 और 200 अधिकतम प्रयुक्त। मूल अर्क भी।

ह्रास-वृद्धि—ठंडी तर हवा में, रात्रि में बिस्तर की गर्मी से वृद्धि। गरमी, शुष्क आबोहवा और विश्राम से ह्रास।

(60) पलसेटिला

जो रोगी नरम स्वभाव के होते हैं, अपनी तकलीफों को कहते-कहते अश्रुपूर्ण हो जाते हैं, उनके लिए इसकी आवश्यकता है। निम्नांकित लक्षणों में इसका बहुलता से प्रयोग होता है—

(1) लक्षणों की परिवर्तनशीलता। जैसे, दर्द एक जोड़ में आज, कल दूसरे में परसों तीसरे में। दो बार के पाखाना का रंग एक समान नहीं होता। क्षण में प्रसन्न, क्षण में दुखी।

(2) मुँह सूखा रहने पर भी प्यास न रहना। सुबह मुँह का स्वाद बिगड़ा रहना।

(3) तेल, घी, रबड़ी, खोवा, पूड़ी, कचौरी, चर्बी, गोश्त आदि खाकर पेट गड़बड़ होना।

(4) सायंकाल वृद्धि। खुली हवा में कष्ट घटते हैं। पर ठंड महसूस करती है।

(5) विलंब से माहवारी होना। अल्प। दर्द शुदा। डॉ. बोजेनस ने दो युवतियों की चिकित्सा की। उन्हें माहवारी न होने की शिकायत थी। दौरे भी पड़ते थे। एक को प्रतिदिन 6 शक्तिक्रम एक खुराक एवं अन्य को

30 शक्तिक्रम प्रतिदिन एक खुराक देने पर दोनों पूरी-पूरी तरह ठीक हो गई।

(6) सभी स्राव गाढ़ा, अनुत्तेजक, पीला-हरा रंग लिए हुए। सर्दी या प्रदर सभी में यह स्राव की प्रकृति बनी रहती है।

"वे सभी रोग जिनके सिर-पैर परिवर्तनशील लक्षणों के कारण अस्पष्ट होते हैं, पल्सेटिला के योग्य हैं।" (डॉ. नैश)

एक सैंतीस वर्षीया महिला को कई वर्षों से सिर दर्द था। आंरभ होने पर 2-3 दिनों तक रहता था। वमन और नींद से राहत मिल पाती थी। गरम घर में जाने पर दर्द बढ़ता था। खुली हवा से राहत। पल्सेटिला 200 एक खुराक से हमेशा के लिए अच्छी हो गई। (डॉ. पारसन)

एक 22 वर्षीय युवक, जिसे कई सप्ताहों से स्थान परिवर्तन करने वाले वात की तकलीफ थी, की आँखों में वात का प्रभाव आ गया। अल्पकालीन अंधत्व के लक्षण उत्पन्न हो गए। कुछ खुराक पल्सेटिला से ठीक हो गया (डॉ. स्माल)

एक रोगिणी मन्दाग्नि से पीड़ित थी। भोजन के बाद पेट में दर्द होता था। सुबह मुँह का स्वाद बिगड़ा हुआ। पिपासाहीन थी। खुली हवा अच्छी लगती थी। पल्सेटिला 30 शक्तिक्रम से ठीक हो गई (डॉ. स्पेन्स)

शक्तिक्रम-30 तथा 200। पल्सेटिला 3 प्रतिदिन तीन बार लेने पर खसरा (Measles) के फैलाव के दिनों में प्रतिरोधक का काम करता है। (डॉ. जे. एच. क्लार्क)

ह्रास-वृद्धि—सायंकाल, तैलाक्त द्रव्य सेवन से, गरम में रहने पर वृद्धि। खुली हवा में, संचरन से आराम।

(61) रसटॉक्स

इसका पूरा नाम 'रसटाक्सिकोडेन्ड्रन' है।

दर्द जो स्थिर रहने पर बढ़ता है अथवा प्रथम बार हलचल करने के समय बढ़ता है और हलचल से या चलने पर क्रमशः कम होता है—इस औषध के प्रयोग किए जाने का सर्वोच्च लक्षण है। यह 'ब्रायोनिया' का उल्टा लक्षण है। 'ब्रायोनिया' का दर्द स्थिर रहने पर घटता है।

आंत्रिक ज्वर में या वात रोगियों में रसटॉक्स के ये लक्षण हरदम देखने को मिलते हैं। रोगी बिस्तर में एक करवट लंबे समय तक नहीं लेट पाता। दर्द के कारण बार-बार करवट बदलता रहता है। कुछ देर बैठने या नींद से जगने के बाद उठने के समय वात रोगी को कमर या पैरों या घुटनों में दर्दयुक्त अकड़न महसूस होता है, यह जकड़न धीरे-धीरे चलने पर ही कम हो पाता है। इस प्रकार के लक्षण युक्त दर्द में रसटॉक्स देना चाहिए। इससे आरोग्य होगा। रसटॉक्स के रोगी को

गरम सेक अच्छा लगता है। यदि दर्द में गरम प्रयोग अच्छा लगे तो रसटॉक्स कभी विफल नहीं हो सकता।

वर्षा में भींग कर, तालाब या नदी में देर तक स्नान कर या सीड़ भरे स्थान में रहकर सीड़ से प्रभावित होकर अथवा घने कुहरे की नमी से सत्त रूप में प्रभावित होकर जो रोग उत्पन्न होते हैं, उनकी रसटॉक्स एक शानदार दवा है।

मुझे एक ढाई वर्ष के बच्चे की याद आती है। कई वर्ष पूर्व वह मेरे पास लाया गया था। आयुर्विज्ञान संस्थान दिल्ली सहित कुछ स्थानों में उसकी चिकित्सा दो माह तक हुई थी; परंतु कोई लाभ नहीं हुआ था। उसके दोनों पैर पोलियों के कारण लकवाग्रस्त थे। थोड़ा भी हिलाना-डुलाना संभव न था। खोद खोदकर पूछने पर मालूम हुआ रोगारंभ के पूर्व वह वर्षाकाल में, मिट्टी की फर्श पर, जिसमें सींड रहा सकती थी, कई बार बैठकर खेलता रहता था। मैंने उसे रसटॉक्स 200 शक्तिक्रम में प्रति सप्ताह एक-एक खुराक देना आरंभ किया। दूसरे माह में 1000 शक्तिक्रम की दवा और अधिक अंतर पर दी गई। तीन माह में वह लगभग पूरी तरह ठीक हो गया। बीस वर्ष बाद, जब वह ग्रेजुएट हो चुका था, उसे देखने का मुझे फिर अवसर मिला। वह एक स्वस्थ नौजवान था—चाल में लगभग दस प्रतिशत फर्क था।—(लेखक)

प्रासंगिक रूप में डॉ. के. सी. भंज की निम्नांकित पंक्तियाँ ध्यान दिए जाने योग्य है—

"शिशु पक्षाघात में रसटॉक्स एक विशिष्ट दवा हैं विशेषतः वात प्रभावित मामलों में।...एक बार मुझे समुद्र सतह से सात हजार फीट ऊपर एक स्थान में रहने का अवसर मिला। वह स्थान कुहरे से ढका रहता और वहाँ ठंड भी तीव्र थी। वहाँ एक जर्जर गोशाला में, जहाँ गाएँ सीड़ भरी जमीन में बैठा करती थी, मुझे तीन गायों की चिकित्सा का अवसर मिला। तीनों बच्चा जनने के बाद लकवाग्रस्त हो गई थी। तीनों को थोड़े से जल में मिलाकर रसटॉक्स की कुल दो-तीन खुराके दी गई। तीनों गाएँ ठीक हो गई।"

आंत्रिक ज्वर या टाइफायड में जब भी रसटॉक्स की जरूरत पड़ती है दर्द की प्रकृति निर्णायक होती है। अनेक रोगियों में इस दर्द के साथ ही जीभ में एक विचित्र लक्षण भी रहता है—लेप चढ़ी जीभ में सामने के हिस्से में एक तिकोनिया क्षेत्र की उपस्थिति जिसका रंग लाल रहता है। इसे रसटॉक्स की जीभ का 'तिकोनिया दाग' भी कहा जाता है। रसटॉक्स के चरित्रगत दर्द के साथ यह रहने पर रोगारोग्य कभी असंभव नहीं होता।

किसी-किसी रोगी में स्वतंत्र रूप में भी बिना दर्द की उपस्थिति के—जीभ का यह लक्षण मौजूद होता है। इस लक्षण पर निर्भर रहते हुए भी रसटॉक्स का प्रयोग किया जा सकता है।

रसटॉक्स चर्मरोगों की भी एक विशिष्ट औशधि है। ज्वर युक्त या स्वतंत्र रूप से लालिमा और सूजनयुक्त चर्मरोग में जिसमें भयानक खुजली और जलन हो–रसटॉक्स से तब आराम होता है जब उसके दर्द के लक्षण भी चर्मरोग के साथ उपस्थित हो। वर्षा या नमी से प्रभावित होकर उत्पन्न होने का इतिहास रहने पर भी चर्मरोग में इसका प्रयोग करना चाहिए। यह दवा एक विषाक्त पौधे से तैयार होती है। जिसकी विषाक्तता रात में बढ़ती है और जो अंधेरापन लिए सीड़ में विकसित होता है। किसी-किसी को उस पौधे के नीचे से जाने मात्र से शरीर पर ददोरे निकल आते है। स्वाभाविक रूप में रसटॉक्स सीड प्रभावित रोगों की एक विशिष्ट दवा मानी गई और यह शीतपित्त की भी एक शानदार दवा हैं जैसा हमने ऊपर कहा है। रसटॉक्स में दर्द गरम प्रयोग में घटता है। वे रोगी जिनके शरीर में शीतांश होता है, वे ही गरम प्रयोग चाहते हैं। यदि चर्म-रोगों में गरम प्रयोग से आराम मिलता है तो रसटॉक्स पर अवश्य विचार करना चाहिए एवं अन्य लक्षणों के साथ मिलाकर इसका प्रयोग होना चाहिए। रसटॉक्स त्वचा के उन उद्भेदों (Eruptions) को भी शानदार तरीकों से दूर करने की क्षमता रखता है जो फफोलों जैसे दिखे और रंगहीन तरल से पूर्ण हो। इस दृष्टि से चूँकि पनसाहा चेचक (Chicken pox) में इस प्रकार के दाने होना आम है, रसटॉक्स को पनसाहा चेचक की विशिष्ट औषधि का दर्जा दिया गया। मैंने कितने ही पनसाहा चेचक के रोगियों को अल्पावधि में रसटॉक्स 30 या 200 की चंद खुराकें देकर आरोग्य करने में सफलता अर्जित की। बहुत अधिक लक्षणों पर ध्यान न देकर मैंने केवल रंगहीन तरलयुक्त दाने देखकर ही इसका प्रयोग किया। ऐसे दानों के चलते 'हार्पिज' जैसे रोगों में भी इसका सफल प्रयोग होता है। (लेखक)

एक व्यक्ति जिसके चेहरे पर मुहाँसे के काफी दाने थे, ठंड लगकर सिर दर्द, श्वास कष्ट आदि से पीड़ित हो गया था। पहले ब्रायोनिया 30 दिया गया। दूसरे दिन देखने में आया कि उसके मुँह के चारो ओर अनेक फफोले जैसे दाने निकल आए थे। रसटॉक्स 30 ने पूरी तरह आरोग्य कर दिया।–डॉ. पेनी।

छत्तीस वर्षीया महिला को श्वासकष्ट की शिकायत थी। सीढ़ी चढ़ने में तकलीफ बढ़ती थी। पूर्वातिहास में पता चला कि वह कई घंटे नदी के जल में गीला होकर रही थी एवं साथ में सूर्य ताप भी प्राप्त होता रहा था। रसटॉक्स 12 शक्तिक्रम के एक सप्ताह प्रयोग से बिल्कुल ठीक हो गई।–डॉ. पेलिसर।

डिंबाशय क्षेत्रों में दर्द–चलने पर कोथे में सब खिसक जाने जैसी अनुभूति। मलद्वार में खुजली। कमर टूट जाएगी ऐसा लगना। संधियों में दर्द। हलचल से आराम। रसटॉक्स 500 शक्तिक्रम से पूरी तरह आरोग्य।–डॉ. एच.एन. मार्टिन।

चालीस वर्षीय रोगी। भीग कर पीड़ित हो गया। निम्नांगों में भयानक दर्द। अस्थिर। किसी भी स्थिति में चैन नहीं। बंदर की तरह लगातार नाचता रहा था।

रसटॉक्स निम्नक्रम बारह घंटों तक दी गई। कोई लाभ न हुआ। एक खुराक 200 शक्तिक्रम से चंद घंटों में पूरी तरह ठीक हो गया।—डॉ. गुजनो।

दाहिनी ओर की सायटिका। कूल्हे से पैर तक दर्द। रात्रि और ठंडी आर्द्र हवा में वृद्धि। मालिश और सेंक से आराम आता। निद्राहीनता भी। एक ही स्थिति में रह पाने में असमर्थता। रसटॉक्स 30 ने तेजी से आराम कर दिया।—डॉ. गार्डन।

श्री...मरवाही, 25 वर्ष। तीन वर्षों से छाती में वातजन्य दर्द से पीड़ित। पेंड्रा शासकीय असपताल के हृदयरोग विशेषज्ञ ने मेरे पास भेजा। रोगी का दर्द प्रातः सोकर उठने पर बढ़ता था, रात्रि में सोने के बाद भी बढ़ता था और दबाने पर, गरम सेक से अथवा बार-बार करवट बदलने पर घटता था। एक वर्ष पूर्व खुजली हुई थी जिसका बाहरी उपचार किया गया।

दिनांक 27.10.87 को रसटॉक्स 30 सुबह शाम खाने के लिए व्यवस्था दी गई। रोगी 5.11.87 को काफी अच्छा था। रोगी को प्लैसिबो पर रखते हुए 7. 11.87 को रसटॉक्स 200 एक खुराक दी गई एवं 20.11.87 को एक खुराक सल्फर 200 देकर चिकित्सा समाप्त कर दी गई।

श्रीमती...। 44 वर्ष। धनपुर। एक वर्ष से कमर दर्द से बेहाल। एलोपेथी चल रही थी—बेल्ट दिया गया है। 8.2.90 को एक्सरे हुआ जिसकी रिपोर्ट इस प्रकार थी—

"Osteoarthrits of the lumber vertebra with diminshed space between L5-S1 Vertabrae."

स्पष्टतः कटि कशेरुकाओं के मध्य का अंतर कम होकर दर्द हो रहा था। पहली बार के हलचल में दर्द बढ़ता था एवं लगातार हलचल से घटता था। रात में बिस्तर में भी दर्द के कारण बार-बार करवट बदलनी पड़ती थी। ब्रह्मतालु के पास गर्माहट महसूस होती थी। प्यास अधिक थी।

दिनांक 12.6.90 को प्रति 4 घंटे रसटॉक्स 3 लेने के लिए दिया। बेल्ट न पहनने की भी हिदायत दी। बहुत अधिक आवश्यक लगे तभी पहनने की छूट दी गई। 26.6.90 को सल्फर 30 सुबह-शाम 4 खुराक देकर रसटाक्स यथावत चालू रखने को कहा। 11.7.90 को रोगिणी बेहतर थी। सल्फर 30 की खुराकों के बाद ही प्रतिक्रिया अनुकूल मिली। 28.7.90 से रसटाक्स 30 प्रतिदिन एक खुराक। 2.8.90 से रसटाक्स 30 बंद। इसी दवा का 200 शक्तिक्रम केवल 2 खुराक 2 घंटों के अंतर से। 7.8.90 को काफी परिवर्तन। 5.9.90 को रसटाक्स 1000 की दो खुराक 2 घंटों से दी गई। रोगिणी पूरी तरह अच्छी थी। दर्द नहीं था बेल्ट किसी प्रकार आवश्यक नहीं हो रहा था। रोगिणी आज भी अच्छी है। (लेखक)

शक्तिक्रम—30 एवं 200 अधिकाधिक प्रयुक्त।

ह्रास-वृद्धि–भींगकर, आर्द्र हवा से या सीड़ भरे जमीन से प्रभावित होने पर वृद्धि। रात में, स्थिर रहने पर एवं प्रातःकाल रोगवृद्धि।

हलचल से, मलने पर, गरम प्रयोग से आराम।

(62) सीपिया

केवल निम्नांकित दो लक्षणों के आधार पर ही स्त्रियों की अनेक बीमारियों को 'सीपिया' से आरोग्य किया जा सकता है–

(1) उदासीनता। अपने आसपास के वातावरण के साथ-साथ अपने पति अथवा पुत्र-कन्याओं के प्रति भी कोई लगाव-झुकाव न रहना।

(2) वस्तिगहर (Pelvic cavity) के अवयवों में शिथिलताजन्य उपद्रव-जरायु का बाहर आ जाना अथवा ऐसा लगते रहना कि योनिपथ से सब कुछ बाहर निकल आएगा। इसलिए अपने पैरों को इस तरह दबाकर बैठना कि अंगों को कसावट मिले।

एक तीसरे लक्षण पर भी कुछ चिकित्सकों ने जोर दिया है। डॉ. ई. बी. नैश के शब्दों में–

''गाल के ऊपरी अंश में और नाक के ऊपर घोड़े के जीन की तरह पीला दाग और चेहरे पर पीले रंग का चिह्न–सीपिया का एक बहुमूल्य लक्षण है। कई बार उदर पर भी ऐसा पीला दाग दिखाई देता है।...यदि जरायु दोष के साथ यह पीले दाग का लक्षण हो तो आप इसी को प्रधानतम निर्णायक लक्षण मान सकते हैं।''

परंतु 'सीपिया' अकेले स्त्रियों की ही दवा नहीं है। ऊपर वर्णित लक्षणों के अतिरिक्त भी सीपिया के कुछ ऐसे लक्षण हैं जो उसकी व्यापक आरोग्यकारिणी शक्ति का प्रतिनिधित्व करते हैं। यथा–

(1) दर्द का नीचे से ऊपर जाना। जैसे, सिर का दर्द नीचे से ऊपर की ओर जाना अथवा मलद्वार या योनि का दर्द नीचे से ऊपर की ओर परिचालित होना।

(2) गेंद की तरह कोई गोला भीतर होने की अनुभूति। यथा–मलद्वार के भीतर। (डॉ. क्लार्क ने इस लक्षण पर अनेक कब्जियत या अतिसार के रोगी ठीक किए। कुछ रोगी गेंद की तरह गोला न बतलाकर आलू या नाशपाती की तरह गोलाकर वस्तु होने का वर्णन करते हैं।)

(3) पेट के भीतर 'खालीपन' लगना। (इस लक्षण के साथ जरायु विकार में सीपिया व्यर्थ होता है।)

(4) बच्चे का सोते ही अथवा सोने के कुछ देर बाद ही (प्रथम रात्रि में)

बिस्तर में पेशाब कर देना।

(5) प्रमेह की पुरानी अवस्था जब जलन समाप्त हो चुकी होती है, और स्राव भी कम हो जाता है, किंतु चिकनाहट से कई बार (खासकर सुबह) मूत्र मार्ग का मुँह बंद हो जाता हो।

(6) दुधिया श्वेत-प्रदर जलन करने वाला।

(7) स्त्री जननेंद्रिय में दाने और उनमें असहनीय खुजली।

(8) अत्यंत दुर्गंधयुक्त पेशाब। हल्के लाल रंग का। नीचे तली जमती है।

रोगिणी। खाया हुआ पदार्थ पेट में नहीं ठहरता। वमन हो जाता है। पेट में निरंतरता से दर्दयुक्त खालीपन। साथ में निद्राहीनता, कब्जियत, पेशाब में दुर्गंध। सीपिया उच्च शक्तिक्रम कुल एक सप्ताह दी गई। स्थायी रूप में आरोग्य आ गया।

लगातार दबाव मूत्राशय में। आकस्मिक मूत्रवेग। लगता है मूत्र यंत्र नीचे खिसक आएगा। पैरों को कैंची की तरह रखकर दबाने से राहत। इसके साथ कमर दर्द सहित और भी कई उपसर्ग। सीपिया 1000 से तकलीफें ठीक हो गई।–डॉ. एस. खान।

दस वर्षीय लड़की। शय्यामूत्र की शिकायत। सोने के बाद दो घंटों के भीतर पेशाब कर देती थी। सीपिया 200 शक्तिक्रम की दो खुराकों से ठीक हो गई।–डॉ. सी. वेशेलहोफट।

मैं पंद्रह वर्षों से गर्भाशय च्युति से पीड़ित थी। मैंने एक खुराक सीपिया 30 ले ली। मैं पीठ के बल सोई थीं घुटने मुड़े हुए थे, पाँवों के तलवे बिस्तर से सटे हुए। दस मिनट भी न बीते होंगे, मुझे लगा मेरा गर्भाशय अपनी जगह पर लौट रहा है जैसे कोई हाथ डालकर उसे लौटा रहा हो।–डॉ. मर्सी. बी. बैकसन।

बारह रोगिणियाँ। सभी को लगता योनिपथ से भीतर के अवयव बाहर आ जाएँगे। पैरों को सटाकर-दबाकर रखना पड़ता। सभी को सीपिया 200 दी गई। चार सप्ताह से बारह सप्ताह के बीच सभी आरोग्य हो गईं।–अज्ञात।

तजुर्बे ने प्रमाणित कर दिया है कि जरायु मुख और जरायु-ग्रीवा के जख्म और रक्त संचय की सीपिया एक अमोघ औषधि है। बाह्य प्रयोग की सब दवाओं से अधिक इससे लाभ होता है।–डॉ. डनहम।

शक्तिक्रम–30 और 200 अधिकाधित प्रयुक्त।

ह्रास-वृद्धि–अपराह्न या सायंकाल, आर्द्र हवा, गरजवाला तूफान, में वृद्धि।

बिस्तर की गरमी से, गरम प्रयोग से और तेज व्यायाम से आराम।

सावधानी–नेट्रमम्युर के साथ 'सीपिया' का अनुपूरक संबंध है। 'लेकेसिस' के आगे-पीछे इसका प्रयोग कभी नहीं करना चाहिए। पल्सेटिला के साथ पर्यायक्रम से प्रयोग वर्जित है।

एक खुराक कई सप्ताहों तक कार्य करता है।

"मैंने एक रोगी को प्रमेह की अंतिम अवस्था में सीपिया 200 की एक खुराक दी। लाभ आने लगा पंद्रह दिनों में इसे दुबारा देने की इच्छा हुई। देने पर सारे पुराने लक्षण लौट आए।"—डॉ. के. सी. भंज।

(63) साइलिशिया

(1) मवादयुक्त रोगों की यह एक विशिष्ट औषधि है। नासूर-भगंदर की श्रेष्ठतम दवा है। अस्थिक्षतों में भी कारगर, हड्डी के टुकड़े निकलते हों, तो भी।

इसका काम धीरे पर बहुत गहराई से होता है।

प्रदाह जब मवादयुक्त हो जाता है, इसका स्मरण करना चाहिए। विशेषतः पुरानी हालतों में। प्रादाहित स्थान से मवाद निकलना शुरू हो जाने पर उसे सुखाने के लिए इसका प्रयोग होता है। प्रादाहित स्थान में दर्द और स्पर्श कातरता रहने पर हिपर सल्फ की आवश्यकता होती है। इसके बाद ही, जब दर्द और स्पर्शकातरता नहीं होते, साइलिशिया की आवश्यकता होती है। **साइलिशिया उन मवादयुक्त स्थानों में ज्यादा कारगर होती है जहाँ गरम प्रयोग से आराम आता है। साइलिशिया का मवाद पतला, रक्तमिश्रित और दुर्गंधयुक्त** होता है। नई हालतों में, फोड़ों के फट जाने पर जब दर्द न रुके, साइलिशिया तब तक देना चाहिए जब तक घाव के किनारे कड़े हों। किनारे नरम पड़ते ही **कैल्केरिया सल्फ 6x या 30** बार-बार देना चाहिए। इससे मवाद जल्द सूखेगा। कैल्केरिया सल्फ में मवाद सुखा देने की जबर्दस्त ताकत होती है। मवाद को प्रवाहित होने का पथ मिल जाने पर कैल्केरिया सल्फ का प्रयोग किया जाता है। पीले गाढ़े मवाद को कैल्करिया सल्फ विशेषता से ठीक करती है।

(2) साइलिशिया का रोगी शीत पीड़ित होता है। व्यायाम करने पर भी उसके शरीर में इच्छित गरमाहट नहीं आ पाती। मानसिक या शारीरिक परिश्रम से जल्द थकता है। दुर्गंधयुक्त पसीना पैरों में। सिर, चेहरा, आदि में भी दुर्गंधयुक्त अथवा खट्टी गंधयुक्त पसीना निकलता है।

(3) उस कब्जियत की साइलिशिया एक श्रेष्ठ औषध है जिसमें बालक या वयस्क मल के लिए जोर तो लगाता है पर मल नीचे उतरते उतरते फिर ऊपर चढ़ जाता है। ऐसी कब्जियत के साथ अन्य कोई गंभीर रोग रहे तो उसे भी साइलिशिया दूर करती है।

(4) टीकों के दुष्परिणामों को भी दूर करती है जैसे थूजा से दूर होता है।

एक प्रोफेसर के नाती को कई बार चेचक के टीके लगे। टीके न पक कर अकड़न आरंभ हो गए। इसी तरह एक अन्य दस वर्षीय बालक को भी चेचक के टीके लगाने पर अकड़न आरंभ हो गए। डॉ. हेंरिंग ने दोनों को साइलिशिया 30 एक-एक खुराक से ठीक कर दिया।

(5) समुचित रूप में भोजन प्राप्त करने पर भी जब बच्चे दुर्बल और क्षीण रह जाते हैं तो साइलिशिया उनको समुचित स्वास्थ प्रदान करती है। उन बच्चों के लिए यह विशेष रूप से कारगर है जिनके सिर बड़े होते हैं, ब्रह्मरंध्र खुला और सिर पसीने से पूर्ण रहता है। बड़ा पेट वाले दुर्बल बच्चे जो ठीक से चल नहीं पाते।

एक बच्चे को सूखा रोग हो गया था। यथोचित आहार के बाद भी उसका शरीर पनप नहीं पा रहा था। साइलिशिया 30 प्रति सप्ताह एक खुराक ने उसे तीन सप्ताहों में आमूल चूल परिवर्तित कर दिया।

(6) पैरों का पसीना दबकर रोगोत्पत्ति। साइलिशिया से पसीना खुलकर रोग आरोग्य हो जाता है।

एक ग्रामीण के पैरों से हमेशा पसीना निकलता रहता था। एक बार वर्षा जल से भींगने के बाद उसके पैरों से पसीना निकलना बंद हो गया। पैर ठंडे रहने लगे–चक्कर आने लगा। वह कमजोर होता चला गया। साइलिशिया देने पर वह जल्द आरोग्य हो गया।–डॉ. गोलन।

(7) साइलिशिया मिरगी रोग की भी श्रेष्ठ दवा है। रोग यदि अमावस्या या पूर्णिमा में बढ़ता है तो साइलिशिया उसे आरोग्य करता है।

कुमारी...10 वर्ष, पेंड्रा–दोनों कानों से 8 वर्षीय पुराना पीव स्राव। कानों में पर्दे–छिद्रमय। सर्जन ने दोनों कानों का आपरेशन आवश्यक बतलाया। जाँच में दोनों तालुमूल ग्रंथियाँ सुपारी जैसी बड़ी दिखी। खट्टा खाना खूब पसंद था। पढ़ाई लिखाई में बहुत तेज नहीं थी। **पीव स्राव में बदबू थी। स्राव पतला था।**

सन् 1987 के उत्तरार्ध में साइलिशिया एक लाख शक्तिक्रम की दवा प्रति पंद्रह दिन में एक खुराक देकर चिकित्सा की गई। 2 माह बाद कुछ सुधार दिखने पर दवा प्रति माह एक खुराक कर दी गई। 6 माहों में काफी अंतर आ गया। परंतु स्राव में पूर्ण सुधार नहीं हुआ। चिकित्सा को तालुमूल ग्रंथियों के सूजन की ओर मोड़ना उचित लगा। बैराइटा कार्ब 10 हजार एक खुराक प्रति पंद्रह दिन साइलिशिया के साथ देने लगा। साल भर के अंत तक रोगिणी पूरी तरह स्वस्थ हो गई। तालुमूल ग्रंथियाँ पूरी तरह स्वाभाविक अवस्था में हो गई। (लेखक)

शक्तिक्रम–30 एवं 200 आमतौर पर प्रयुक्त।

ह्रास-वृद्धि–सुबह, ठंड से, अमावस्या-पूर्णिमा में वृद्धि। गरम प्रयोग से, सिर ढाँककर रखने से आराम।

साइलीशिया में ऊतकों में समाहित बाहरी पदार्थ निकाल देने की शक्ति है। इसलिए कांटा गड़ जाने पर साइलिशिया का प्रयोग होता है।

(64) स्टैफिसेग्रिया

इस औषधि की असाधारण आरोग्य शक्ति का लाभ लेने के लिए निम्नांकित लक्षणों की विलक्षणता पर निर्भर रहना होगा। यथा–

(1) अति क्रोधी स्वभाव। छोटी-सी बात पर भी नाराज हो जाना–तुनुक मिजाज। क्रोध के जैसे दौरे पड़ते हों। क्रोध आने पर चीजें उठाकर फेंक देना। दूसरों द्वारा किए गए कार्यों पर क्रोध प्रगट करने के साथ-साथ अपने पर भी प्रगट करना। दिए हुए कार्यों के फलाफल विचार के साथ भी क्रोध का प्रगटीकरण। कभी गुस्सा भी आना और बीमार पड़ जाना। केवल 'क्रोध' शब्द से इस दवा के मानसिक लक्षणों को याद रखना चाहिए।

एक बार डॉ. नीलमणि घटक ने एक शिक्षक की चिकित्सा की। उन्हें क्रोध का दौरा पड़ता। स्टैफिसेग्रिया के लंबे प्रयोग से इस तरह आरोग्य हो गए कि कोशिश करने पर भी क्रोध नहीं आ पाता था।

(2) हस्तमैथुन के दुष्परिणाम अथवा अत्यधिक यौनाचार से उत्पन्न कष्ट जो शरीर के साथ-साथ मन पर भी प्रभाव उत्पन्न कर चुके हो।

पिचका हुआ चेहरा, अपराधी भाव युक्त निस्तेज आँखें स्मरण शक्ति की कमी, उदास दुःखपूर्ण मन, चित्तोन्माद, स्वप्नदोष, पीठ में दर्द।, पाँवों की कमजोरी, बालों का झरना, शुक्रमेह–पाखाना-पेशाब के साथ वीर्य स्खलन, थकावट, लैंगिक शिथिलता–जल्दी-जल्दी सर्दी लगना। अंडकोष में भयानक खुजलाहट एवं लिंग का छोटापन, यौन समागम के अंत में श्वास कष्ट।

निरंतरता से मन के भीतर घुमड़ते हुए कामुक विचार।

ये लक्षण एसिड फॉस के लक्षणों के लगभग सदृश्य है। परंतु कुछ चिकित्सक एसिड फास के बदले स्टैफिओग्रिया के प्रयोग को अधिक फायदेमंद मानते हैं। रोगी के मानसिक लक्षण मिल जाने पर इसी औषधि का प्रयोग होना चाहिए।

डॉ. पी. सी. मजुमदार ने हस्तमैथुन के दुष्परिणामों से पीड़ित दो युवाओं की चिकित्सा की। यथा–

(अ) छात्र। बुद्धिमान। हस्तमैथुन के दुष्परिणाम में याददाश्त की कमी से पीड़ित। पढ़ते ही भूल जाता। स्वप्नदोष होता है। सिर में भारीपन,

चक्कर, स्टैफिसेग्रिया 30 सुबह-शाम। सुधार अविलंब आरंभ। एक माह में पूरी तरह दुरुस्त।

(आ) छात्र। हस्तमैथुन के दुष्परिणाम से पीड़ित। लगातार अनैच्छिक वीर्यपात। याद्दाश्त कमजोर हर सुबह बिस्तर छोड़ने के बाद सिर दर्द। स्टैफिसेग्रिया 30 प्रतिदिन एक खुराक। जल्दी ठीक हो गया।

स्टैफिसेग्रिया के प्रयोग से हस्तमैथुन की इच्छा समाप्त हो जाती है।

"यह दवा नववधुओं की भारी सहायक है। विवाह के तुरंत बाद बहुत सी महिलाएँ यौन संसर्ग के प्रति शरीर और मन दोनों से ही अत्यधिक संवेदनशील हो जाती है। स्वभावतः ये महिलाएँ प्रथम संसर्ग के बाद कई दिनों तक अति संवेदी बनी रहती है। स्टैफिसेग्रिया 30 इन्हें अत्यंत राहत प्रदान करती है।"—डॉ. जे. एच. क्लार्क।

जब नवविवाहितों को बार-बार पेशाब जाने की इच्छा होती है—यह दवा शानदार काम करती है।

इस दवा का पेशाब संबंधी एक असाधारण लक्षण और है—"जब पेशाब न हो तब मूत्र नली जलती रहती हैं पेशाब के समय यह जलन समाप्त हो जाती है।"

(3) दाँतों का काला पड़ना, सहज में टूटना। दाँतों में दर्द जो कि माहवारी के समय विशेषता से हुआ करता है। दाँतों का दर्द खाद्य अथवा पेय दोनों के स्पर्श से बढ़ता है—चबाने से घटता है। मसूड़े फूलते हैं।

(4) पलकों में गुहौरी होना। अथवा छोटी बड़ी गुटिकाएँ। यह दवा समाप्त कर देती है। इनके बार-बार होने की प्रवृत्ति को भी समाप्त करती है।

(5) चर्म रोगों में एक स्थान में खुजलाना आरंभ करने पर खुजली पूरे शरीर में फैलना। पूरा शरीर खुजलाना पड़ता है। चर्म रोग तर हो चाहे सूखा गूलर या फूलगोभी की तरह मस्से। सिर के जुओं की यह श्रेष्ठ दवा है। एक हिस्सा मूल अर्क चार हिस्सा जल के साथ लगाना चाहिए।

(6) ऐसा लगना जैसे पाकाशय और तलोदर शिथिल होकर नीचे आ गया है। बार-बार खाना। पेट भरा रहने पर भी भूख लगते रहना।

(7) तंबाकू सेवन की ललक।

एक नवयुवती की पलकों में बीस से अधिक गुहौरी निकल चुकी थी। निकलने का क्रम जारी था। स्टैफिसेग्रिया 3x तीन सप्ताहों तक दी गई। पूरी तरह ठीक हो गई। पुनराक्रमण नहीं हुआ।—डॉ. पी. एच. विलास।

एक महिला के मलद्वार एवं जननेंद्रिय के मध्यवर्ती स्थान में एक इंच लंबा

फूलगोभी की आकृति वाला मस्सा था। स्टैफिसेग्रिया 200 से जल्द ठीक हो गई। —डॉ. ई. बी. नैश।

शक्तिक्रम—30 एवं 200 अधिकाधिक।

ह्रास-वृद्धि—क्रोध से, वीर्य क्षय से, वृद्धि। रात्रिकालीन विश्राम से आराम।

(65) सल्फर

यह सोरा दोषघ्न औषधियों का राजा है।

केवल यही दवा प्रचलन में रहे तो भी होमियोपैथी अमर रहेगी। लक्षण रहने पर कैंसर सहित असंख्य छोटे-बड़े रोगों को यह ठीक करती है। निम्नांकित परिस्थितियों में यह दवा असाधारण रूप में काम करती है—

(1) शरीर के किसी भी स्थान में खुजलाने वाले उद्भेद (Eruption) निकले जिसमें खुजलाने पर जलन हो या चर्मरोगों की मल्हम चिकित्सा के बाद रोगोत्पत्ति।

(2) सारे शरीर में विशेषकर पैर के तलवों में जलन होती हैं, ठंडा प्रयोग से इस जलन में आराम आता है। तभी रोगी बिछावन के चादर की ठंडक में पैर के तलवों को स्पर्श करता रहता हैं अथवा सारा शरीर ढांककर भी पैरों को चादर के बाहर रखता है। इस लक्षण पर सल्फर दिए जाने पर छोटे बड़े सभी रोगों में उपकार होता है। कुछ रोगी जलन की निवृत्ति में ठंडी जमीन में सोते हैं या लेटते हैं।

(3) शरीर के सभी द्वारों—ओंठ, कान, नासापथ, मलद्वार, मूत्रमार्ग, आदि—में लालिमा आ जाना जैसे कि उन स्थानों में खून भर गया हो।

(4) प्रातः लगभग 11 बजे पेट के भीतर खाली-खाली लगना। भूख बर्दाश्त नहीं होना। इसी समय पेट के भीतर जलन।

(5) ठंडक की चाहत। ठंडी हवा भी पसंद। पर न नहाने की प्रवृत्ति। नहाने पर रोग बढ़ता है।

(6) पैरों में शीतलता। पर सिर के भीतर गर्माहट, जैसे आग हो।

(7) बिस्तर से उठते ही प्रातःकाल भागकर पाखाना जाना पड़ता है। अन्यथा कपड़े खराब होने का भय।

जब चुनी हुई दवाएँ भरपूर काम नहीं करती तब एक-दो खुराक सल्फर देने पर आंतरिक बाधाएँ दूर होकर आरोग्य का मार्ग खुल जाता है। एकोनाइट तथा नक्सवोमिका की असंपूर्ण क्रिया पूर्ण करने के लिए अंत में इसका कई बार प्रयोग करना पड़ता है।

एक बालक को खुजली थी। बाह्य प्रयोग की दवा से उसे ठीक कर दिया गया। तीन दिनों के बाद उसके चेहरे व हाथ पैरों में सूजन आ गया। सल्फर 200

एक खुराक से दबी हुई खुजली बाहर निकल आई और सूजन दूसरे तीसरे दिन गायब हो गया।—(लेखक)

एक रोगी, उम्र 45, की नेत्र ज्योति छह वर्षों से धीमी होती आ रही थी। प्रकाश की ओर देखने में कष्ट होता था। सुबह आँखों से पानी आता था। पलकों के किनारे एवं आँखें लालिमायुक्त। सल्फर 200 एक खुराक ने एक माह में ठीक कर दिया। (डॉ. मैक्फारसन)

अस्सी वर्षीया रोगिणी तीन सप्ताहों से अस्वस्थ थी। प्रातःकाल तकलीफें बढ़ती थी। मलोत्सर्जन के लिए वेग आते ही भागना पड़ता था—नियंत्रण की क्षमता नहीं थी। सल्फर 200 ने त्वरित आरोग्य प्रदान किया (डॉ. सी. डब्ल्यू.)

गर्भाशय ग्रीवा का कैंसर। 59 वर्ष उम्र की महिला। दर्द और जलन। स्राव रक्तमय एवं दुर्गंध युक्त। सिर में गर्माहट। पैर में ठंडक। पेट में खालीपन। शरीर में गर्माहट की लहर। जबर्दसत कब्जीयत। सल्फर 1000 एवं उच्चतर शक्तियों ने काफी राहत दी। (डॉ. थाम्पसन)

एक्जिमा। नाक और ओठों में। कई सालों से। खुजली और भयानक जलन। सल्फर 30 प्रति सप्ताह देने पर कुछ माहों में ठीक हो गई। (डॉ. हेनरीच)

सविराम ज्वर। क्वीनन से चिकित्सा हुई। पर फायदा नहीं हुआ। रोगी के शरीर में गर्माहट की लहर चलती थी। रात्रि में पैर के तलवों में जलन होती थी। सल्फर 200 से आरोग्य हो गया। (डॉ. मिलर)

श्री..., 25 वर्ष। प्रेम में असफल होने के बाद से चक्कर की शिकायत हो गई थी। मानसिक दृष्टि से अवसन्न (Depressed) हो गए थे। बार-बार स्वप्नदोष की शिकायत। हाथों के तलवे जलते थे। **पूर्व में चर्मरोगों की मल्हम चिकित्सा हुई थी। प्यास ज्यादा लगती थी। ठंडा जल अधिक परिमाण में पसंद करते थे।**

दिनांक 26.4.86 को सल्फर 1000 एवं 24.5 को सल्फर 1000 एक-एक खुराक दी गई। 1.7.86 तक चिकितसाधीन रहे। अन्य औषधियों की आवश्यकता नहीं हुई। स्वस्थ होकर प्रेम की असफलता झेलने की शक्ति से संपन्न हो गए। (लेखक)

श्री...26 वर्ष, खोंगापानी। नपुंसकता थी। शिश्न में कड़ापन का अभाव था एवं शीघ्रपतन की शिकायत थी। 10 वर्ष पूर्व से प्रायः दौरे (Fits) आते थे। दौरों का प्रारंभ उसी समय से हुआ जब हस्तमैथुन की आदत थी। यह आदत दो वर्षों तक रही। पिता को यक्ष्मा एवं माँ को रक्त शर्करा की शिकायत थी। स्वयं को अतीत में खुजली हुई थी एवं कई चेचक के टीके लगे जो कभी नहीं पके।

दिनांक 22.2.87 को थूजा 1000 की दो खुराकें 12 घंटों के अंतर से दी गई एवं 15.3.87 को सल्फर 1000 की खुराक दी गई। रोगी ने 5.4.87 को बतलाया कि वह बेहतर था। दौरा एक बार भी नहीं आया था, किंतु जनेंनेद्रिय की शक्ति की कमी यथावत बनी हुई थी। 20.4.87 को सल्फर 10 हजार 2 शक्ति की एक

खुराक दी गई। रोगी ने लंबा समय पार करके 18.12.88 को भेंट की। वह पूरी तरह ठीक था। (लेखक)

शक्तिक्रम 30 तथा 300

ह्रास-वृद्धि—आराम के समय, खड़ा रहने से, बिस्तर की गरमी से, स्नान के बाद, प्रातःकाल, 11 बजे सुबह, रात्रि में अथवा मियादी तौर पर वृद्धि।

शुष्क, गरम आबोहवा से, दाहिने करवट लेटने से, हाथ-पाँव सिकोड़ने से आराम।

(66) सिजीजियम

इसका पूरा नाम 'सिजीजियम जम्बोलेनम' है।

जामुन के बीज से यह दवा बनाई जाती है। मधुमेह में, जब शरीर शीर्ण हो, बहुत अधिक प्यास हो, कमजोरी हो और पेशाब बहुत अधिक मात्रा में होती हो, यह दवा तेजी से पेशाब की शर्करा घटकर रोगी को राहत पहुँचाती है। पेशाब के बढ़े हुए आपेक्षिक गुरुत्व को घटाने में यह अद्वितीय है। डॉ. बोरिक के शब्दों में—"अन्य कोईग भी दवा इस औषधि के समान तेजी से पेशाब की शर्करा घटाने में सक्षम नहीं है।"

स्वभावतः मधुमेह की श्रेष्ठतम होमियोपैथिक दवाओं की प्रथम पंक्ति में इसका स्थान है।

मधुमेह के रोगी की त्वचा में लाल लाल दानों के उभार को अथवा उसके शरीर के घावों या दाहिका या कार्बंकल को भी यह दुरुस्त करती है। मात्रा मूल अर्क 10 से 40 बूंदे दो बार।

इसके समानांतर तीन भारतीय वानस्पतिक औषधियाँ और है जिन पर विचार करना उचित है यथा—

(1) अब्रोमा अगास्टा अर्थात 'ओलट कंबल'

(2) रोफालांड्रा इंडिका अर्थात 'बुंदरू'

(3) जिम्नेमा सिल्विस्टर या 'मेष श्रृंगी' या 'गुड़मार'

जब रोगी मधुमेह में इतना नहीं सूखता जितना कि सिजीजियम का रोगी, किंतु बार-बार कुछ न कुछ खाते रहने की प्रवृत्ति से ग्रस्त खाता ही रहता है तब 'अब्रोमा अगास्टा' शानदार परिणाम प्रदर्शित करता है। मात्रा मूल अर्क 5 बूंद प्रतिदिन दो से तीन बार तक।

कुछ चिकित्सक सिजीजियम के साथ इस औषधि को पर्यायक्रम से दिए जाने की सिफारिश करते हैं।

'सेफालान्ड्रा इंडिका' उन मधुमेह के रोगियों के लिए विशेषता से उपयोगी होती है जिनके हाथ-पैर में भयानक जलन होती रहती है और जिन्हें प्रचुर मात्रा

में पेशाब होने के बाद चक्कर आते रहते हैं। मूल अर्क 5 से 10 बूंद तक दिन में तीन बार तक देना चाहिए।

जिम्नेमा सिलविस्टर उन रोगियों के लिए उपयोगी है जिन्हें भूख की बहुत कमी रहती है और जो अपने संबंध में कभी निराश नहीं रहते अपितु बहुत स्फूर्तियुक्त होते हैं। डॉ. बेकली टार्नस ने इसकी 30 और 200 शक्ति की बहुत प्रशंसा की है। परंतु इसके मूल अर्क का ही 5 से 15 बूंद प्रतिदिन दो या तीन बार दिया जाना आमतौर पर मान्य है।

मधुमेह के रोगियों को होमियोपैथिक दवाओं से स्थाई आरोग्य प्राप्त होना संभव है। रोगियों का समुचित अध्ययन करके उन्हें आवश्यकतानुसार धातुगत दवाएँ जैसे थूजा, सल्फर आदि की यथोचित रूप में एक-दो खुराक देकर ऊपर वर्णित दवाओं में से किसी एक का प्रयोग करने पर तेजी से लाभ मिलता है। धातुगत दवाएँ 'इंसुलिन' क्षरण की प्रक्रिया दुरुस्त करती है क्योंकि इसके अभाव में ही 'शर्करा' की अधिकता होकर रक्त में या मूत्र में 'शर्करा' की मात्रा बढ़ती है। ऊपर वर्णित दवाएँ विद्यमान 'शर्करा' को तेजी से जलाती है। इस तरह धातुगत दवाओं के साथ ऊपर वर्णित दवाओं का प्रयोग तेजी से रोगी पूर्ण अर्थ में 'आरोग्य' की ओर ले आती है।

(67) थूजा

इसका पूरा नाम थूजा आक्सिडेंटलिस है।

यह प्रेमह दोषनाशक औषधियों में सर्वश्रेष्ठ है। त्वचा जननेन्द्रिय तथा मूत्र यंत्र पर विशेष कारगर।

जलीय धातु (नेट्रम सल्फ में विस्तार से समझाया गया है) की विशिष्ट दवा है।

निम्नांकित लक्षणों पर इसका प्रयोग होता है—

(1) दबे हुए सूजाक (Gonorrhea) के बाद रोगोत्पत्ति।
(2) जननांग या मलद्वार में मासांकुर।
(3) फूलगोभी की आकृति जैसे छोटे-बड़े मस्से।
(4) भरपूर पेशाब निकलने पर भी मूत्रपथ में जलन।
(5) प्रमेह स्राव।
(6) टीकों के दुष्परिणाम से उत्पन्न रोग।
(7) सडी गंधयुक्त कान का पीव।
(8) पूरे शरीर में पसीना—केवल सिर में नहीं।
(9) शरीर में प्रमेह विष के साथ उपदंश विष की भी उपस्थिति।
(10) प्रातः 3 या सायं 3 बजे रोग वृद्धि।

(11) रोगों की बाईं ओर उत्पन्न होने की प्रवृत्ति।

एक मरणासन्न 2½ माह उम्र के बच्चे को देखने डॉ. बर्नेट को बुलाया गया। बच्चे को अपना दूध पिला सके ऐसी एक नर्स तीन दिनों से रखी गई थी। नर्स टीकों के दुष्परिणामों से पीड़ित थी। डॉ. बर्नेट ने दोनों को थूजा 6 शक्तिक्रम की दवा दी। बच्चा ठीक हो गया।

एक 38 वर्षीय पुरुष के दाहिने स्तन में एक अंडाकार गोला उभर आया। उसकी पत्नी की टी.बी. से मृत्यु हो गई थी एवं परिवार में दो व्यक्तियों की कैंसर से मृत्यु हो चुकी थी। स्वभावतः वह भयभीत था। लक्षणों में एक ही बात प्राप्त हो सकी कि उसे दो बार चेचक के टीके लगें पर दूसरी बार का टीका न पककर बैठ गया। (शरीर विजातीय द्रव्यों को स्वीकार नहीं करता। तभी कांटों को पकाकर प्रकृति बाहर निकाल देती है। टीकों का पकना विजातीय द्रव्य की प्रकृति द्वारा अस्वीकृति है। न पकने का अर्थ उस विष का रक्त में समाहित हो जाना है। इसके अनेक दुष्परिणाम होते हैं।) स्वभावतः लगभग दो-दो माहों के अंतराल पर उसे थूजा 10 हजार शक्ति खिलाई गई। पाँच माहों में गोला गायब हो गया। (लेखक)

रोगिणी 49 वर्ष। बाईं ओर के सिर दर्द से पीड़ित। मलद्वार के पास दुर्गंधयुक्त पसीना। थूजा 30 की कुछ खुराकों से एक सप्ताह में ठीक हो गई। (डॉ. होपेन)

"अनेक मस्सों के रोगियों की चिकित्सा थूजा 30 और 200 से करते हुए मैंने यह देखा है कि अधिकांश रोगी सात सप्ताहों में ही ठीक हो पाते हैं। कुछ में और अधिक समय लगता है।"–डॉ. लिन्से। मेरा भी अनुभव लगभग ऐसा ही है। (लेखक)

श्रीमती..., 59 वर्ष बैकुंठपुर। शासकीय अस्पताल की रिटायर्ड नर्स। बाईं ओर ऊपरी मसूड़े में एक बड़ी सुपारी के आकार का फूलगोभी सदृश्य अर्बुद था। 26 वर्षों से खूनी बवासीर की शिकायत थी, 4 वर्षों से श्वासकष्ट। किसी भी प्रकार की सुगंध से वृद्धि होती थी। व्यक्तिगत इतिहास में अनेक बार चेचक के टीके लेने का इतिहास था। टीके कभी भी नहीं पके। चिकित्सकों ने (Gum Cancer) संदेह किया। मेडिकल कालेज न जाकर होमियोपैथी कराने की इच्छुक थी।

28.7.87 को थूजा 1000 की दो खुराकें 12 घंटों के अंतर से दी गई। 25.8.87 को अर्बुद के आकार में कमी आई। खूनी बवासीर व श्वासकष्ट में कमी थी। पैरों में जलन थी, सोने के समय चादर से पैरों का बाहर निकालना अच्छा लगता था। 25.8.97 को सल्फर 200 एक खुराक दी गई। 29.9.87 को अर्बुद लगभग गायब था। थूजा 10 हजार की एक खुराक देकर 11.11.87 से चिकित्सा बंद कर दी गई। (लेखक)

श्री...26 वर्ष, खोंगापानी। नपुंसकता थी। शिश्न में कड़ापन का अभाव था एवं शीघ्रपतन की शिकायत थी। 10 वर्ष पूर्व से प्रायः दौरे (Fits) आते थे। दौरों

का प्रारंभ इसी समय से हुआ जब हस्तमैथुन की आदत थी। यह आदत दो वर्षों तक रही। पिता को यक्ष्मा एवं माँ को रक्त शर्करा की शिकायत थी। स्वयं को अतीत में खुजली हुई थी एवं कई चेचक के टीके लगे जो कभी नहीं पके।

दिनांक 22.2.87 को थूजा 1000 की दो खुराकें 12 घंटों के अंतर से दी गईं एवं 15.3.87 को सल्फर 1000 की खुराक दी गई। रोगी ने 5.4.87 को बतलाया कि वह बेहतर था। दौरा एक बार भी नहीं आया था, किंतु जननेंद्रिय की शक्ति की कमी यथावत बनी हुई थी। 20.4.87 को सल्फर 10 हजार 2 शक्ति की एक खुराक दी गई। रोगी ने लंबा समय पार करके 18.12.88 को भेंट की। वह पूरी तरह ठीक था। (लेखक)

श्री..., 47 वर्ष, रामनगर। शिश्न में लंबरूप में मांस वृद्धि जन्य सूजन। कैंसर की संभावना बताई गई। कोष परीक्षण नहीं हुआ। 10 माह से यह कष्ट। दर्द-हीन। परंतु उत्तेजना की अवस्था में शिश्न में कड़ापन आने पर दर्द। शिश्न उत्तेजना की स्थिति में टेढ़ा भी हो जाता है। बाएँ कंधे व बाईं ओर की कमर में दर्द। 20 वर्ष पूर्व गर्मी (Syphilis) हुई थी जिसकी एलोपैथिक चिकित्सा हुई।

दिनांक 7.6.89 को थूजा 1000 की दो खुराकें 2 घंटों से एवं 5.7.89 को थूजा 10 हजार दो खुराकें 2 घंटों से दी गई। 12.10.89 तक मांस वृद्धि सहित सभी कष्टों में 95% आराम। इसी दिन सल्फर 500 एक खुराक। 17.11.89 को थूजा एक लाख 1 शक्तिक्रम की एक खुराक एवं 14.2.90 को थूजा एक लाख 3 शक्ति की एक खुराक। इसके बाद दवाओं की आवश्यकता नहीं हुई। (लेखक)

श्री..., उम्र 49 वर्ष। कोतमा। म.प्र. के एक अधिकारी उच्च रक्तचाप एवं मधुमेह से पीड़ित। रक्तशर्करा 145 एवं रक्तचाप 180/100 सुबह। सन् 81 में सुजाक हुई थी एवं एक्जिमा में मल्हम चिकित्सा हुई। भाई को टी.बी.। कमर दर्द-आर्द्र हवा में बढ़ता है।

दिनांक 20.7.92 को थूजा 200 दो खुराक 2 घंटों से देकर नेट्रम सल्फ 30 सुबह-शाम लेने का निर्देश। 19.8.92 को रक्त शर्करा फ़ास्टिंग 75 एवं भोजनोपरांत 180 था। रक्तचाप सामान्य था। (लेखक)

श्री..., 32 वर्ष। अनुपपुर।

पिछले छह माह से रुक-रुक सविराम ज्वर का आक्रमण। जाड़ा लगकर सुबह 3 से 4 के बीच ही ज्वर का आना। बरसात असहनीय। रक्त जांच में मलेरिया के कीटाणु पाए गए। भोजन लेने में अनियमितता होने पर पेशाब में जलन हो जाती है। सूजाक होने की बात से अस्वीकार।

दिनांक 13.3.94 को थूजा 10 हजार एक खुराक एवं नेट्रम सल्फ 3x प्रति 8 घंटे 3 ग्रेन की मात्रा में। 20.3.94 से सामग्रिक परिवर्तन आरंभ। आगे नेट्रम सल्फ 6x कुछ दिनों तक लेने रहने के लिए निर्देश। (लेखक)

श्री...23 वर्ष, पेंड्रा।

एक वर्ष से पेशाब में जलन एवं पीले रंग का पीव निकलना। जलन पेशाब उतरते समय।

दिनांक 13.3.93 को थूजा 6 प्रति 3 घंटे के अंतर पर। 16.3.93 को 50 प्रतिशत आराम आ जाने की बात कही। वही दवा चालू रखी गई। 25.3.93 को सल्फर 30 दो खुराक सुबह-शाम दी गई। 27.3.93 को थूजा 200 एक खुराक देकर चिकित्सा बंद कर दी गई। (लेखक)

श्री..., 55 वर्ष, खोंगापानी। 3 वर्षों से दमा। बरसात में आरंभ हुई थी। रोगवृद्धि प्रत्येक बरसात में। दमा आरंभ से पूर्व सूजाक की शिकायत हुई थी। प्रति–सुबह बलगम निकलता था।

दिनांक 1.2.87 को थूजा 30 प्रति सप्ताह एक खुराक एवं प्रतिदिन नेट्रम सल्फर 6 तीन मात्रा की व्यवस्था दी गई। 21.3.87 को पंद्रह दिनों तक दवा देकर चिकित्सा बंद कर दी क्योंकि कष्ट बाकी नहीं था। (लेखक)

अन्य उदाहरणों के लिए प्रथम अध्याय के अ/8 टीकों का इतिहास देखें।

शक्ति 30 और 200।

ह्रास-वृद्धि–प्रातः 3 बजे एवं सायं 3 बजे, आर्द्र हवाएँ, टीकों के बाद, वृद्धि। हल्के सहलाने से ह्रास।

(68) वेरेट्रम अल्बम

जिस किसी रोग में, जब जीवनी शक्ति का पतन होकर पूरा शरीर ठंडा हो जाता है, नीला पड़ जाता है और गंभीर कमजोरी आ जाती है, नाक नुकीली हो जाती है, इस दवा की जरूरत पड़ती है।

कपाल में ठंड पसीना आना भी एक बड़ा निर्णायक लक्षण है। कपाल के ठंडे पसीने के आधार पर असंख्य रोगों की चिकित्सा संभव है। कब्जियत है वेग होने पर कपाल में ठंडा पसीना आ जाता है। हैजा है, कपाल में ठंडा पसीना आ गया। दमा है, न्युमोनिया है, पेट दर्द है, कपाल में ठंडा पसीना निकल रहा है। वेरेट्रम अल्बम दो। रोगी अच्छा हो जावेगा।

वेरेट्रम अल्बम पागलपन की भी एक शानदार दवा है। जब रोगी अश्लील बातें करें, धर्म के संबंध में उन्माद प्रकट करें और काटने फाड़ने (विशेषतः कपड़ों को) की इच्छा प्रदर्शित करें, वेरेट्रम अल्बम आरोग्य करता है।

जब जर्बदस्त वमन हो, साथ में पतली टट्टियाँ, जिनका रंग चावल धोए पानी की तरह हो। इसके साथ ही पेट में काटने-फाड़ने जैसा दर्द। कभी दर्द नहीं भी रह सकता है। प्रायः हैजा में ये लक्षण उत्पन्न होते हैं। वेरेट्रम इसकी खास दवा है।

26 वर्षीया रोगिणी। गंभीर अस्वस्थता के बाद मनोविकार से ग्रस्त हो गई

पति व बच्चों के प्रति उदासीन हो गई। घर छोड़ना चाहने लगी। नाना प्रकार की आकृतियाँ देखती। अज्ञात मूर्ति के साथ रहती थी। उसी से बात करती। वेरेट्रम अल्बम के निरंतर प्रयोग से ठीक हो गई (डॉ. फ्रास्ट)

हैजा में। 2 घंटों से हालत खराब थी। चावल धोये जल की तरल मल निकल रहा था। पानी की तरह वमन हो रहा था। ठंडा जल पीने की अदम्य इच्छा थी। नाक-कान बर्फ की तरह ठंडा। अन्य हिस्से साधारण रूप में गरम। पैरों की पेशियों में अकड़न का दर्द। वेरेट्रम अल्बम ने एक घंटे में ठीक कर दिया।

शक्तिक्रम 30 तथा 200।**(69)**

(69) जिंकम मेट

इसका पूरा नाम 'जिंकम मेटालिकम' है।

स्नायुतंत्र पर, मस्तिष्क तथा सुषुम्ना पर, इसकी विशेष क्रिया होती है। इसलिए मस्तिष्क झिल्ली प्रदाह अर्थात मैनन्जाइटिस, मस्तिष्क जल संचय अर्थात हाइड्रोसेफालस अथवा स्नायु तंत्र की गहरी थकावट पूर्ण स्थितियों आदि में इसे सबसे पहले याद किया जाता है। लगातार अध्ययन या दिमागी काम से गहरी थकावट हो तो जिंकम मेट का प्रयोग करते हैं।

प्रकृति कभी भी शरीर के हित में निरुपयोगी तत्वों को शरीर के भीतर जमा करके नहीं रखती–उन्हें विभिन्न द्वारों से निकाल बाहर करती है। मल-मूत्र-कफादि इसी कारण बाहर निकल जाते हैं। त्वचा भी अपने सूक्ष्म छेदों के जरिए, जिनमें से पसीना बाहर निकलता है, कुछ आंतरिक निरूपयोगी तत्वों को चर्मरोगों के रूप में बाहर निकाल देती है। जब प्रकृति का आंतरिक विधान इतना कमजोर हो जाता है कि वह उन अनावश्यक द्रव्यों को, जिन्हें सहज रूप में बाहर आ जाना चाहिए, निकाल बाहर नहीं कर पाती, तब जिंकम के प्रयोग की आवश्यकता होती है। जैसे, खसरा, चेचक या आरक्त ज्वर में दाने बाहर निकल आना चाहिए पर आंतरिक कमजोरियों के कारण दाने नहीं निकलते और रोगी मरणासन्न हो जाता है, अथवा रोगी इतना अवसन्न होता है कि खाँसकर कफ नहीं निकाल पाता, तब जिंकम मेट का प्रयोग करना चाहिए। जब किसी तरुणी को, जिसकी उम्र अभी माहवारी प्रगट होने की हो चुकी है, आंतरिक स्नायु विधान की कमजोरी से माहवारी नहीं होती जिंकम, के प्रयोग से माहवारी होने लगती है।

स्रावों के आंरभ होने से या दबे हुए चर्म रोगों या उद्‌भेदों (Ernptions) के बाहर आ जाने से रोगी को आरम्म मिलना जिंकम मेट का एक विशिष्ट लक्षण है। इसकी विपरीत स्थितियों में ही जिंकम मेट की आवश्यकता होती है जब रोगी के लक्षण बढ़ जाया करते हैं। कुछ महिलाएँ ऐसी होती हैं जिन्हें कुछ न कुछ लगा रहता है। वे माहवारी होने के समय अच्छा महसूस करने लगती हैं। पर जैसे ही

माहवारी बंद होती है वे पूर्ववत तकलीफ में आ जाती हैं। ऐसी स्थितियों की दवा एकमात्र जिंकम मेट ही है।

डॉ. बर्नेट ने एक बार एक बच्चे की चिकित्सा की थी। उसे मैनिन्जाइटिस हो गया था। वह एक बड़े चिकित्सक का नाति था। मैनिन्जाइटिस होने के पहले उसके कपाल में बदरूप एक्जिमा रहा था जिसे चिकित्सक महोदय ने जिंक आक्साइड के मल्हम से कथित रूप में आरोग्य कर दिया था जब कि वास्तव में उसने दबकर मस्तिष्क में प्रदाह की स्थिति पैदा कर रखी थी। डॉ. बर्नेट की चिकित्सा से मैनिन्जाइटिस ठीक हो गया परंतु एक्जिमा बाहर निकल आया। कुछ दिनों तक वह ठीक रहा। पर बाद में फिर से बदरूप एक्जिमा को दूर करने के नाम चिकित्सक महोदय ने जिंक आक्साइड का मल्हम लगा दिया। इस बार एक्जिमा दबकर फिर से मैनिन्जाइटिस के लक्षण पैदा हो गए। इस बार डॉ. बर्नेट औषध प्रयोग से दबे हुए एक्जिमा को बाहर नहीं निकाल पाए और बालक की अंततः मृत्यु हो गई।

इस प्रकरण का उल्लेख इसलिए किया गया कि अध्येता को यह अच्छी तरह समझ में आ जाए कि शरीर तंत्र में अनावश्यक तत्वों के समाहित रहने की क्या परिणति हो सकती है। ऐसे मौकों पर ही जिंकम मेट का प्रयोजन होता है जब दबे हुए उदभेदों के प्रभाव से रोगी का आंतरिक विधान मरणोन्मुखी हो जाता है। परंतु एक बार दबा हुआ तत्व बाहर आ जाने के बाद दुबारा दब जाने पर कई बार जिंकम की शक्ति भी असफल हो सकती है जैसा कि ऊपर के प्रकरण में देखने में आया।

सारे शरीर में भयानक कंपन होना अथवा रोगी के अनचाहे दोनों पैरों का लगातार हिलते रहना–'जिंकम मेट' के प्रयोग के लिए सबसे सरल और निर्भर योग्य एक अन्य लक्षण है। किसी भी रोग में यह लक्षण रहे तो जिंकम मेट का प्रयोग करना चाहिए।

शिशुओं के दंतोद्गम काल में, जब ज्वर न हो किंतु शिशु को आक्षेप या अकड़न आती हो तो जिंकम मेट आरोग्यकारी दवा के रूप में लाभकारी होती है। शिशु नींद में रह-रहकर चीख उठता हो और जगाने पर रोता हो, जैसे डर गया हो, सिर इधर से उधर करता है।

यदि मीठा खाने से रोग वृद्धि होती हो, छाती में जलन होने लगे, ओकाई आवे, मीठा मीठा रस गले तक चढ़े, खाँसी बढ़ जाए तो जिंकम मेट एक शानदार दवा होगी।

एक वर्ष के एक बालक को मस्तिष्क झिल्ली प्रदाह अथवा मैनिन्जाइटिस के साथ शिशु हैजा की शिकायत हो गई थी। तेजी से बढ़ती दुर्बलता के साथ जल्दी-जल्दी पीली-पीली टट्टी हो रही थी। दोनों पैर लंब रूप में तने हुए थे और उनमें तेजी से झटके आते थे। बीच-बीच में वह तीव्रता से चीख उठता। जिंकम

मेट 200 की एक खुराक देने पर उसका चीखना बंद हो गया। बाद में कैल्केरिया कार्ब 200 देने पर पूरी तरह ठीक हो गया।–डॉ. जे. एस. लिन्सले।

एक बीस वर्षीय युवती सुस्ती और कमजोरी भोगती हुई क्रमशः टाइफायड से ग्रस्त हो गई। दो सप्ताह की चिकित्सा में सुधरते हुए अचानक सर्दी लगकर तकलीफ बढ़ा बैठी। हालत बहुत खराब हो गई। आंतों से रक्तस्राव होने लगा 'एल्युमेन' से रक्तस्राव में आराम हो गया पर वह बहुत सुस्त पड़ गई। माथा पीछे की ओर खिंच गया, आँखों में टकटकी लग गई। बेहोशी के साथ बिस्तर में नीचे की ओर खिसक आई। सारा शरीर फड़कने और जोरों से कांपने लगा। इससे खाट तक हिलने लगी। रोगिणी को लगातार पकड़कर रखने की आवश्यकता हो गई। हाथ-पैर कोहनी और जाँघ तक ठंडे हो गए। चेहरा विकृत-सा हो गया। मस्तिष्क में पक्षाघात होने के लक्षण दिखने लगे। जीवन की आशा नहीं दिखाई देती थी। मैंने दो ड्राम पानी में जिंकम मेट 200 की दो खुराक बनाकर एक घंटा के अंतराल से उसकी जीभ में डाल दी। अंतिम मात्रा देने के एक घंटा बाद परिवर्तन आने लगा। चार दिनों तक और कोई दवा नहीं दी गई। वह तेजी से ठीक होती गई। अंत में नक्स वोमिका की एक खुराक देने पर जल्द आरोग्य हो गई।–डॉ. ई. बी. नैश।

शक्तिक्रम–30 एवं 200 अधिकाधिक प्रयुक्त।

ह्रास-वृद्धि–दिमागी श्रम से, रात में, मीठा खाने से, दूध पीने पर वृद्धि। स्राव आरंभ होने पर, दाने निकल आने पर बलगम निकलने पर, आराम।

रोगविषों से बनी विशिष्ट दवाएं

(1) कार्सिनोसिन

यह दवा कैंसर के ऊतकों से बनाई जाती है।

डॉ. फोबिस्टर ने इस औषधि के प्रयोग के लिए विस्तार से अनेक लक्षण बतलाये हैं। उनके अनुसार इस औषधि का प्रयोग तब होना चाहिए जब रोगी के वंश में मधुमेह, टी.बी., घातक रक्ताल्पता जैसी बीमारियों के साथ **कैंसर** का इतिहास मिले।

यदि रोगी बार-बार ब्रांकाइटिस या न्युमोनिया या हूपिंग कफ जैसी बीमारियों से पीड़ित होता हो अथवा अनिद्रा से ग्रस्त रहता हो तो कार्सिनोसिन का प्रयोग तब अवश्य करना चाहिए जब कैंसर का पारिवारिक इतिहास मिले। (पारिवारिक इतिहास में भाई-बहन, माता-पिता, चाचा-मामा, बुआ-मौसी एवं आजा-आजी का ही इतिहास विवेचन में लेना चाहिए। क्योंकि चाचा-मामा, बुआ-मौसी के पुत्र-कन्यादि का इतिहास रोगी रक्त से सीधा संबंध नहीं रखता।–लेखक) कैंसर के पारिवारिक

इतिहास के साथ निम्नांकित लक्षणों की विद्यमानता में कार्सिनोसिन का प्रयोग करना चाहिए। यथा–

(1) मानसिक बौनापन।

(2) सुस्त रहना।

(3) आत्महत्या की प्रवृत्ति।

(4) तुनुक मिजाज, जिद्दी और गंदा।

(5) दूसरों के प्रति सहानुभूतिपूर्ण।

(6) दूध, नमक, अंडा, मांस, फल जैसे एकाधिक द्रव्य के प्रति रुचि या अरुचि।

(7) समुद्र तट पर रोगवृद्धि का ह्रास।

(8) बच्चों का घुटनों और कुहनियों के बल सोना।

(9) अनिद्रा। बच्चों तक में।

डॉ. फोबिस्टर के अनुसार इसके 30 एवं 200 शक्तिक्रम का ही उपयोग उचित है। अनिद्रा रोग में इसका कुछ दिनों तक सुबह एवं रात में दो बार प्रयोग होना चाहिए। अन्य स्थितियों में इस औषधि का लंबे अंतराल पर उसी तरह प्रयोग करना चाहिए जैसे ट्यूबर्क्युलिनस या बैसिलिनस का प्रयोग किया जाता है। इस औषधि के प्रयोग के बाद प्रादाहिक प्रतिक्रिया के अंतर्गत सर्दी, गले में खराश या चर्मरोग हो सकते हैं। **संभव स्थिति में माह-दो माह तक इसकी क्रिया से किसी प्रकार छेड़खानी नहीं करनी चाहिए।**

सल्फर, कैल्केरिया फास, नेट्रम म्युर, ट्यूबर्क्युलिन आदि दवाएं इसकी अनुपूरक दवाएं हैं।

श्रीमती... 40 वर्ष। पेंड्रा। दो वर्षों से सूखी खाँसी। खाँसने पर सिर, छाती, पेट में विकल करने वाले दर्द का झटका। वृद्धि प्रातः एवं रात्रि में 8 बजे से मध्य रात्रि तक। अनेक बार खाँसने पर पेशाब निकल आना। गर्म रोगी। कभी भी जाड़े के मौसम में गरम वस्त्र नहीं पहनती। मीठा पसंद।

20 वर्ष पूर्ण अपेंडिक्स का आपरेशन हुआ। खाँसी आरंभ होने के पूर्व 2 वर्ष पहले ट्यूमर के कारण गर्भाशय निकाला गया। एक वर्ष पूर्व हर्निया का आपरेशन हुआ। बचपन से टान्सिलों की शिकायत थी। मां को कैंसर, टी.बी. एवं मधुमेह-देहावसान हो चुका। एक भाई को पागलपन। पिताजी को एक्जिमा थी, दिवंगत। आर्निका, ब्रायोनिया, कास्टिकम, सल्फर के मिश्रित लक्षण थे। केवल पारिवारिक इतिहास पर ध्यान देते हुए 22.4.92 की रात कार्सिनोसिन 1000 की दो खुराकें दो घंटे से दी गयी। चौबीस घंटों में ही खाँसी में 80 प्रतिशत सुधार आ गया। पर सर्दी और सिर दर्द की शिकायत हो आयी। 26.4.92 तक प्लैसिबो। लगभग सभी तकलीफें ठीक। केवल प्रातःकाल कुछ खाँसी हो रही थी। बाहर जाने वाली

थी। इसलिए अनुपूरक औषधि सल्फर एक खुराक 200 शक्तिक्रम में और साथ में प्लैसिबो। 19.5.92 को भेंट के लिए आयी। पूर्णतः ठीक थी।

श्री... 6 वर्ष। उपर्युक्त परिवार से ही संबंधित। गर्दन में तीन महीनों से एक्जिमा था। पारिवारिक इतिहास पर कार्सिनोसिन 1000 की दो खुराकें 2 घंटे से। पंद्रह दिनों में एक्जिमा गायब हो गया। लगभग दो माह बाद गले में खराश व जलन होने पर सल्फर 200 एक खुराक दी गयी। आगे चिकित्सा की आवश्यकता नहीं हुई।

कुमारी... 4 वर्ष पेंड्रा। एक सप्ताह से दोनों स्तनों में स्पर्श असहनीय दर्द व सूजन। अनियमित ऋतु का सिलसिला। ऋतु एक वर्ष से प्रारंभ। परिवार में टी.बी., कैंसर तथा पागलपन का इतिहास। पारिवारिक इतिहास के आधार पर 7.12.88 को कार्सिनोसिन 1000 एक खुराक दी। दूसरे ही दिन से दर्द पूरी तरह घट गया। सूजन में कमी आ गयी। दस दिनों बाद सल्फर 200 एक खुराक देकर चिकित्सा बंद कर दी गयी।–(लेखक)

(2) मेडोह्निनम

यह दवा सूजाक या प्रमेह या गॉनोरिया के मवाद से बनायी जाती है।

इसका प्रयोग बीमारियों की नई हालतों में नहीं किया जाता। परन्तु जब बीमारियाँ दुरारोग्य स्तर तक पहुंच जाती है, तब इस औषधि का प्रयोग किया जाता है। समुचित प्रयोग होने पर यह अल्पतम खुराकों से अधिकतम लाभ देती है।

इसके प्रयोग के लिए तीन बातें निर्णायक होती हैं। यथा–

(1) रोगों की जटिलता के पीछे स्वअर्जित अथवा आनुवंशिक सूजाक का इतिहास होना।

(2) केवल दिन में–सूर्योदय से सूर्यास्त तक रोग लक्षणों में वृद्धि होना (इसके विपरीत वृद्धि अर्थात् सूर्यास्त से सूर्योदय तक वृद्धि मर्क साल एवं सिफिलिनम में होती है।)

(3) प्रातःकाल 2 से 4 बजे तक वृद्धि होना।

जिन लोगों को सूजाक की बीमारी होती है और जो समुचित आरोग्यकारी चिकित्सा नहीं ले पाते वे प्रायः आगे चलकर 'वात' के रोगी बन जाते हैं। बड़ी गांठों की वात या छोटी गांठों की वात या सर्वांगिक वात उन्हें इस कदर परेशान करती रहती है कि उसका कष्ट केवल भुक्तभोगी ही जान पाता है। इन रोगियों के लिए 'मेडोह्निनम' अमृत तुल्य होती है। प्रमेह विष कुछ रोगियों में अपने दूरगामी प्रभावों से बार बार होने वाले ब्रांकाइटिस, प्लुराइटिस, पेरिटोनाइटिस आदि बीमारियों का भी उत्पादन करता है। इन रोगों के लिए 'मेडोड्रिनम' तब एक महौषधि सिद्ध होती है, जब शरीर में प्रमेह विष की उपस्थिति हो। अनेक स्त्रियाँ बांझपन, अनियमित

ऋतुस्राव, जरायु प्रदाह, डिम्बाशय प्रदाह, डिम्ब प्रणाली प्रदाह आदि से पीड़ित होती है। यदि इसके पीछे अपने पतियों द्वारा प्रमेह विष का संक्रमण एक कारण हो तो ये रोग 'मेडोह्निनम' से ठीक हो सकते हैं। बात करते विषय भूल जाना, बच्चों का समुचित विकास न होना आदि भी इस दवा से ठीक होते हैं। तीव्र स्नायु शूल की भी यह एक अच्छी दवा है जब प्रमेह का इतिहास हो।

डॉ. थामस वाइल्डस ने कहा–'किसी रोगी को वात होने पर समझना होगा कि रोगी को स्वयं या उसके पिता-पितामह आदि में से किसी न किसी को प्रमेह की शिकायत थी। इसलिए यह पीड़ा 'मेडोह्निनम' से दूर होगी। उनका यह भी कथन है कि ''वात के अतिरिक्त बार-बार होनेवाली ब्रांकाइटिस, प्लुराइटिस, पेरिटोनाइटिस, जरायु प्रदाह, जरायु का अर्बुद या ट्यूमर, डिम्बाशय प्रदाह आदि बीमारियाँ निन्यान्बे प्रतिशत प्रमेह विष के कारण होती है। इसलिए अन्य औषधियों के विफल होने पर 'मेडोह्निनम' से आरोग्य हो सकती है। ऐसे में मेडोह्निनम 200 या अधिक शक्तिक्रम में 2-1 सप्ताह के अंतर पर दिया जाना चाहिए। (डॉ. एन.सी. घोष)

डॉ. नैश ने एक प्रौढ़ महिला रोगिणी के संबंध में बतलाया। वह एड़ी, पैर और तलवों के वात से इतनी पीड़ित थी कि पड़ोस के गिरजाघर तक चलकर नहीं पहुंच सकती थी। यद्यपि ऐसे वात में एण्टिम क्रूड काफी कारगर होती है, पर उसे कोई लाभ न हुआ। तब मेडोह्निनम एक लाख शक्तिक्रम में दी गयी। उसने सारी तस्वीर बदल दी और वह महिला चाहे जहां चलने फिरने में सक्षम हो गयी।

डॉ. विगलर ने एक 60 वर्षीय वात रोगी को 'मेडोह्निनम' से आरोग्य होने का उल्लेख किया है। जो प्रमेह विष संबंधी इतिहास देने में असमर्थ रहा है।

इस प्रकरणों से यह सिद्ध होता है कि प्रमेह विष का इतिहास न मिलने पर भी मेडोह्निनम से वात के गंभीर रोगी ठीक होते हैं। डॉ. थामस वाइल्डस संभवतः ठीक कहते हैं कि वात रोगियों में कहीं न कहीं प्रमेह विष की उपस्थिति हुआ करती है। संभवतः तभी मेडोह्निनम से आरोग्य प्राप्त होता है।

उपदंश या गर्मी या सिफिलिस से प्रभावित रोगियों को भी वात की शिकायत हो सकती है। पर उनका **कष्ट सूर्यास्त से सूर्योदय के बीच रात में ही बढ़ा करता है।**

एक 23 वर्षीय युवती को चक्षु प्रदाह (Blepharitis) की शिकायत बारह वर्ष की उम्र से थी। प्रकाश की असह्यता थी। शाम-शाम को पढ़ना मुश्किल था। सुबह पलकें जुड़ जाती थी। उनको मुश्किल से अलग कर पाती थी। बहुत स्राव निकलता रहता। लगातार होमियोपैथी कराने पर भी लाभ न मिल पा रहा था। अंततः डॉ. डिशेरे के पास पहुंची जिसने उसके पिताजी की प्रमेह चिकित्सा उनके विवाह के पूर्व की थी। डॉ. डिशेरे ने लम्बे अंतराल पर उसे मेडोह्निनम खिलाया और वह पूरी तरह ठीक हो गयी।

एक बालक को दुर्गन्धयुक्त चर्मरोग में नाना प्रकार से एलोपैथी मल्हमों में चिकित्सा प्रदान की गयी। पर वह आरोग्य न हो पाया। आनुवंशिक प्रमेह के इतिहास पर डॉ. स्किनर ने उसे मेडोह्निम एक हजार शक्तिक्रम खिलाकर आरोग्य कर दिया।

डॉ. बर्नेट ने मेडोह्निम 1000 शक्तिक्रम से अनेक रोगी ठीक किये जिनमें निम्नांकितों का उल्लेख प्रेरणास्पद होगा–

(1) प्रत्येक माहवारी के समय दौरा पड़ना, बहुत सुबह।
(2) दाहिनी कलाई के वात से ग्रस्त एक रोगी।
(3) बच्चों में हस्तमैथुन की प्रवृत्ति।
(4) प्रमेह जनित दमा जिसके लक्षणों की वृद्धि प्रातः 2 से 4 के बीच होती थी।

एक रोगी को विचित्र प्रकार की कब्जियत थी। **पीछे की ओर झुककर बैठने पर ही उसका मल निकल पाता।** उसके पेशाब में सफेद श्लेष्मा के धागे जैसे निकलते। **कई वर्ष पूर्व उसे गॉनोरिया की शिकायत हुई थी।** जल्दी सर्दी हो जाती थी पर **हवा की आकांक्षा में पंखा की आवश्यकता पड़ती।** मैंने उसे मेडोह्निम 200 देकर आरोग्य करने में सफलता प्राप्त की।–डा. जे.एच. क्लार्क।

मुझे एक विख्यात वकील साहब के पत्नी की याद आती है। माहवारी बंद होने की उम्र के करीब पहुँचकर वह एक बार भयानक रक्तस्राव से पीड़ित हो गयी। माह भर में कोई भी दवा या इंजेक्शन उन्हें राहत न दे सकी। सौ किलोमीटर दूर से मुझे फोन करके बुलाया गया। चिकित्सकों को गर्भाशय कैंसर का संदेह था और उन्होंने रोगिणी को जबलपुर मेडिकल कॉलेज ले जाने की सलाह दे दी थी। दस वर्ष पूर्व वकील साहब को सूजाक हुई थी और मुझे उनकी चिकित्सा का अवसर प्राप्त हुआ था। मैंने प्रमेह विष को रक्तस्राव का आधार मानकर मेडोह्निम एक लाख शक्तिक्रम की कुल एक खुराक का प्रयोग किया। चंद घंटों में रक्तस्राव में भारी कमी आ गयी और चौबीस घंटों में वह पूरी तरह दुरुस्त हो गयी। (लेखक)

बच्चों के बालस्थि विकृति रोग या 'रिकेट्स' में आनुवंशिक प्रमेह का प्रभाव रहा करता है। इसलिए मेडोह्निम का प्रयोग करना चाहिए। ऐसे में ग्रंथिशोध भी रह सकता है।–डॉ. गिलवर्ट।

शक्तिक्रम–200 एवं इससे भी अधिक उच्च शक्तिक्रम का प्रयोग आम तौर पर। 200 शक्तिक्रम के नीचे शक्तिक्रम का प्रयोग खतरनाक हो सकता है। सप्ताह में, पंद्रह दिन में या और अधिक अंतराल से एक-एक खुराक दिया जाना चाहिए। लाभ होने पर जब तक लाभ की स्थिति बनी रहे, दवा का पुनः प्रयोग नहीं करना चाहिए।

ह्रास-वृद्धि–सूर्योदय से सूर्यास्त तक अथवा प्रातः 2 से 4 बजे के बीच धूप में, गरम घर में रोगवृद्धि, पेट या चेहरे के बल लेटने पर खाँसी में आराम, पीछे

की ओर झुककर बैठने पर कब्जियत में राहत। समुद्र के किनारे रोग लक्षणों में सुधार।

सोरिनम

यह खुजली के विष से बनायी जाती है।

यह शरीर के गंभीरतम स्तरों तक कार्य करने वाली एक असाधारण औषधि है। इससे अब तक असंख्य जटिल रोग आरोग्य हुए हैं। कई बार इसका असर प्रयोग किये जाने के नौवें दिन के बाद ही सामने आना आरंभ होता है। एक खुराक का असर कई-कई सप्ताहों तक रहना संभव है। डॉ. जे.बी. बेल ने इसके संबंध में कहा है–"इस औषधि की श्रेष्ठ सेवाएं इतनी अधिक हैं कि इसके प्रति हमारी सहज कृतज्ञता हमें यह सोचने से रोकती है कि यह सोने से उत्पन्न हुई है या गंदगी से।"

जिस किसी रोग में निम्नांकित लक्षण मिले सोरिनम का प्रयोग किया जाना चाहिए–

(1) बदरूप त्वचा वाला रोगी। शरीर से दुर्गन्ध निकलती है। स्नान के बाद भी यह दुर्गन्ध न हटना।

(2) शरीर द्वारा उत्सर्जित द्रव्यों यथा–मल, पसीना, प्रदर, माहवारी का स्राव, कान का मवाद, लार आदि में सड़ांध ली हुई दुर्गन्ध। पाखाना होने पर उसकी दुर्गन्ध से पूरा घर भर जाना।

(3) भयानक खुजली। खुजलाते हुए अंग को फाड़ डालने की इच्छा होती है। खुजला खुजलाकर खून निकाल डालना। खुजली रात में सोने पर बढ़ती है। खुजली के कारण नींद न आना। चर्मोद्भेदों (Eruptions) की ठंड के मौसम में वृद्धि।

(4) आंतरिक शीत इस हद तक कि गरमी में भी गरम वस्त्र पहनना और सिर ढाँक रखने की व्यग्रता। ठंड के प्रति अत्यधिक असह्यता।

(5) प्रचुर पसीना। विशेष कर नई बीमारियों के बाद। थोड़े से परिश्रम से प्रचण्ड पसीना निकलना। भारी कमजोरी।

(6) आधी रात में भूख की विकलता। नींद से जाग कर कुछ न कुछ खाना पड़ता है।

अब तक उपर्युक्त लक्षणों के आधार पर सोरिनम से नख से शिख तक की असंख्य बीमारियों का उपचार किया गया है।

चूंकि इसका रोगी शीत पीड़ित होता है, इसलिए थोड़े में ठंड लगकर उत्पन्न होने वाली कई बीमारियों को ठीक करने के साथ-साथ ठंड लग जाने की प्रवृत्ति

को भी यह ठीक करती है। बार-बार टान्सिल प्रदाह से पीड़ित असंख्य रोगी इससे आरोग्य हो चुके हैं।

डॉ. जे.एच. क्लार्क ने निम्नांकित मामलों में इस औषधि के उच्चक्रम से एवं अल्पतम मात्रा से असाधारण लाभ होने का उल्लेख किया है–

(1) घुटने व कोहनी का चर्मोदभेद जो गरमी में गायब होकर ठंड में बढ़ता और जिसमें भयानक खुजली होती जो रात में बिस्तर में जाने पर बढ़ती।

(2) थोड़े से परिश्रम के बाद जबर्दस्त पसीना–जबर्दस्त कमजोरी। भूख की कमी।

(3) प्रचण्ड दुर्गन्ध के साथ अतिसार। जल की तरह मल। अपने आप मल निकल आना। राता और प्रातः वृद्धि।

(4) कुनैन और अन्य औषधियों के बाद की मानसिक बेचैनी। तनाव। आरोग्य न हो सकने का भय। हाथ-पैरों का सुन्नपन–विशेषतः बायीं ओर। थोड़े से परिश्रम से प्रचण्ड पसीना निकलता–याददाश्त की कमी।

मुझे दो रोगियों का उल्लेख प्रासंगिक लगता है। यथा–

(1) एक 35 वर्षीय रोगी को 16 वर्षों से नपुंसकता थी। दो विवाह हुए। दोनों पत्नियों ने छोड़ दिया। पिछले 6 वर्षों से ब्रांकाइटिस की शिकायत। खाँसी ठंड में बढ़ती है। सूखी खाँसी। बलगम कभी नहीं निकलता। छाती में हमेशा भारीपन। हर सुबह खूब सुस्ती। प्रातः 4.30 बजे जग जाने की आदत। 4 वर्षों से सिर से पैर तक जलन। ठंडक थोड़ी भी बर्दाश्त नहीं होती। थोड़ी सी ठंडक बीमार बना देती है। गरमी में भी ढाँककर सोते हैं। गरमी के मौसम में पेड़ की छाया में भी ठंडक लगती है। हमेशा गरम पानी से स्नान करते हैं। प्यास अत्यधिक–गला हमेशा सूखा रहता है। पसीने की प्रचुरता। चिड़चिड़ा मिजाज। मलोत्सर्जन 2-3 बार दिन भर में। पारिवारिक इतिहास अनुल्लेखनीय।

15.6.89 को सोरिनम 1000 की एक खुराक। दिनांक 2.7.89 को रोगी में भारी परिवर्तन था। सभी बातों में। 30.7.89 तक प्लैसिबो। 30.7.89 को सल्फर 1000 की एक खुराक क्योंकि प्रातःकालीन सुस्ती और जलन अप्रभावित थी। 24.9.89 को रोगी असाधारण परिवर्तन से प्रसन्न था। हर बात में उन्नति थी। आगे 31.2.90 को सल्फर 50 हजार एक खुराक एवं 25.3.90 को सल्फर सीएम 1 शक्तिक्रम एक खुराक दी गयी। 25.3.90 को ही रोगी ने बतलाया कि उसने फिर से विवाह कर लिया था और सुखी था। (लेखक)

(2) एक 45 वर्षीया रोगिणी कई वर्षों से दमा पीड़ित थी। अत्यधिक शीत पीड़ित थी। जब मेरे पास आयी 3 स्वेटर पहनी हुई थी, सिर मफलर, चादर और अन्य गरम वस्त्रों से ढँका हुआ था। ठंड इतनी नहीं थी कि इतने वस्त्र पहने जायें। उसे प्रत्येक साँस में ठंड लगती थी। हिपर सल्फ से चिकित्सा आरंभ की। पर विशेष

सुविधा न हो पायी। कुछ दिनों बाद लम्बे अंतराल पर सोरिनम सी एम शक्तिक्रम की दो खुराकें दी गयीं। सात-आठ माह से चिकित्साधीन है। दमा का कष्ट घटने के साथ-साथ शीत की प्रवृत्ति समाप्त हो गयी है। (लेखक)

इस औषधि के साथ सल्फर और ट्यूबर्क्युलिनम का अनुपूरक संबंध है। आगे पीछे प्रयोग होने पर औषधीय क्रिया सम्पूर्ण होती है।

नये रोगों में औषधीय क्रिया ठीक-ठीक व्यक्त न होने पर एक-दो खुराक सल्फर देने पर औषधीय क्रियाएं प्रस्फुटित होती है। तदनुसार ही जटिल रोगों में जब वांछित औषधीय प्रतिक्रिया प्राप्त नहीं होगी एक दो खुराक सोरिनम देने पर औषधियों की क्रिया अनुकूल हो जाती है।

शक्तिक्रम–200 एवं उच्चतर शक्तिक्रम की दवा का विशेषता से इस्तेमाल होता है। लम्बे अंतराल से ही दवा दी जानी चाहिए।

ह्रासवृद्धि–ऋतु परिवर्तन से, थोड़ी सी भी ठंडक से वृद्धि। गरम से ह्रास–इसलिए गरमी में भी गरम वस्त्रों का इस्तेमाल करता है अथवा अपने को ढाँक कर रखता है।

(4) सिफिलनम

यह दवा गर्मी या उपदंश या सिफिलिस के घाव के रस से बनायी जाती है। इसे 'ल्युटिकम' भी कहा जाता है।

रोगों की जटिल अवस्था में ही इसका अधिक उपयोग होता है जैसा कि 'मेडोह्निम' का हुआ करता है।

इसके प्रयोग के लिए निर्णायक लक्षण निम्नानुसार है–

(1) रोगों की जटिलता के पीछे आनुवंशिक या स्वअर्जित उपदंश का इतिहास होना। (इसके आधार पर पुराना सिरदर्द, वात, ग्रंथियों का बढ़ना, पागलपन, गर्भाशय या डिम्बाशय विकार आदि कितने ही रोग आरोग्य हो सकते है।)

(2) सभी कष्टों का सूर्यास्त से सूर्योदय तक रात में ही बढ़ना। (इसके आधार पर प्रदर हो या स्नायुशूल या दमा या वात का दर्द सभी रोग आरोग्य हो सकते हैं।)

(3) चलते रहने से आराम।

(4) बार बार हाथ धोते रहने की प्रवृत्ति।

(5) बुड्ढों जैसे दिखने वाले बच्चे, जीर्णशीर्ण, शरीर और बुद्धि से बौने।

(6) दारू पीने की उत्कट लालसा, आनुवंशिक झुकाव।

(7) अत्यधिक लार टपकना।

(8) रात्रि का भय क्योंकि कष्ट रात में बढ़ते हैं। स्मृति-भ्रंश। नाम या चेहरा सब भूल जाता है। रोग पूर्व की बातें भर याद रहती है। ऐसी निद्रा हीनता की सारी रात जागना पड़ता है।

(9) एक के बाद एक फोड़ा उत्पन्न होने की प्रवृत्ति। मुंह, नाक, त्वचा, जननेन्द्रिय आदि में घाव। मवाद अत्यंत दुर्गन्धयुक्त।

(10) दर्द का क्रमशः बढ़ना एवं क्रमशः घटना। दर्द इधर-उधर परिचालित होता है। राहत के लिए स्थिति बदलनी पड़ती है।

"लिवरपूल, इंग्लैण्ड के डॉ. स्किनर ने एक आश्चर्यजनक आरोग्य संपादित किया है। उन्होंने सिफिलिनम उच्च शक्ति से एक व्यक्ति के मेरुदण्ड की अस्थि का क्षय रोग आरोग्य किया। मेरे हाथ में भी ऐसा ही एक रोगी था जिसे मैं बरसों से दवा दे रहा था। पर लाभ दिखाई न देता था। डॉ. स्किनर का अनुभव पढ़कर मैंने सिफिलिनम सी.एम. की कुल तीन खुराकें देकर केवल 40 दिनों में मैंने उसे आरोग्य कर दिया। इन दोनों ही रोगियों में **दर्द रात में बढ़ने के लक्षण थे।** जो कोई भी उपदंश के रोग को जानता है वह अच्छी तरह समझता है कि इसकी तकलीफें, विशेषकर हड्डियों की, रात में बहुत दर्द के साथ बढ़ा करती है।" (डॉ. ई.वी. नैश)।

एक बुजुर्ग दो-तीन जाड़ों से अपने पैरों के प्रबल दर्द से परेशान थे। दर्द रात को सोते ही बढ़ता और सारी रात बना रहता। केवल उठकर चलते रहने से आराम मिलता था। सिफिलिनम उच्चतम शक्तिक्रम में प्रतिदिन दी गयी। छः सप्ताह ठीक रहे। फिर तकलीफ लौट आयी। तब यह दवा और अधिक शक्तिक्रम में दी गयी। उसी से आरोग्य हो गये। जाड़े के दिनों में कोई तकलीफ नहीं हुई। डॉ. जी.एच. कार।

एक 78 वर्षीय महिला 25 वर्षों से दमा पीड़ित थी। श्वासकष्ट का दौरा रात लेटने पर ही आरंभ होता। भयानक निद्राहीनता थी। अन्य औषधियाँ विफल होने पर सिफिलिनम सीएम. शक्तिक्रम से ठीक हो गयी।–डॉ. एच.सी. एलेन।

कई रोगी जिन्हें केवल रात्रि में बढ़ने वाला बाहु का दर्द था, सिफिलिनम उच्च शक्तिक्रम से ठीक हुए। पुनरावर्तन नहीं हुआ। –डॉ. एस.डी. सरकार।

एक तीन वर्ष के बच्चे को 4 माहों से लगातार बुखार था। बम्बई के कई शिशु रोग विशेषज्ञों ने उसकी सभी प्रकार से जाँच पड़ताल की थी और उसे सभी प्रकार के एन्टीबायोटिक दवाएं दी जा चुकी थी। परन्तु ज्वर उतरने का नाम न लेता था। उसका बुखार दोपहर एवं मध्य रात्रि में बढ़ता था। इस पर उसे आर्सेनिक दी गयी। पर लाभ न हुआ। कुछ अन्य दवाएं भी विफल हो गयी। रोगी का दुबारा अध्ययन करने पर उसके पिता ने बतलाया कि उसके जन्म के पूर्व उसकी माँ को चार बार लगातार गर्भस्राव हो चुका था। ऐसे गर्भस्राव के पीछे उपदंश का प्रभाव विद्यमान रहा करता है। इस तथ्य को मद्देनजर रखते हुए बच्चे को प्रति चौबीस

घंटों के अंतर पर ल्युटिकम अर्थात सिफिलिनम एक हजार शक्तिक्रम में कुल तीन खुराकें दी गयीं। इसी से उसका बुखार पूरी तरह ठीक हो गया।—डॉ. सी.सी. देसाई।

एक चौदह वर्षीय लड़की जिसका शारीरिक विकास अपूर्ण था एवं जो दिखने में दस वर्ष की सी लगती थी मेरे पास एक अजीबोगरीब कष्ट के साथ लायी गयी। उसे एक सप्ताह से रात्रि में सोने के बाद दाँतों से अपने आप खून रिसने का कष्ट था। मुंह खून से भर जाने पर वह जाग जाती। खून सूर्योदय तक चलता। फिर अपने आप बंद हो जाता। इस कष्ट के आरंभ के पंद्रह दिनों पूर्व वह नाक से खून निकलते रहने के कारण लगातार तीन महीने जिला अस्पताल में भर्ती थी। मैंने उसके पिता से केवल एक ही प्रश्न पूछा—''क्या इस लड़की के जन्म पूर्व आपको गर्मी हुई थी ?'' उत्तर ''हां'' में मिला। उसे सिफिलिनम 1000 कुल एक खुराक दी गयी। उसी से वह पूरी तरह ठीक हो गयी। पंद्रह दिनों तक प्लैसिबो चलता रहा। (लेखक)

एक आदिवासी उम्र 45 वर्ष, लगातार पांच-सात वर्षों से चलने की शक्ति खोकर अपंग सा बन गया था। मुश्किल से थोड़ा-थोड़ा चल पाता। उसे टेबिस डारसेलिस नामक असाध्य बीमारी हो गयी थी। अनेक चिकित्सकों ने उसे देखा। पर कोई राहत न दे पाया। मेरे पास आने पर मैंने विस्तार से उसका अध्ययन किया। उसे दस वर्ष पूर्व गर्मी हुई थी जिसका देहाती जड़ी से इलाज किया गया था। मैंने उसे हर पंद्रह दिन में सिफिलिनम 1000 और प्रति 4 घंटों से कैलिफास 6x खिलाना आरंभ किया। छः माहों के बाद उसकी गर्मी का घाव उभर आया और अंगों में शक्ति लौटने लगी। आठ माहों में वह नब्बे प्रतिशत ठीक हो गया। बाद में दस वर्ष जीवित रहा। घाव निकल आने पर सिफिलिनम बंद कर दी गयी थी। (लेखक)

शक्तिक्रम—200 से कम शक्तिक्रम का प्रयोग नहीं किया जाना चाहिए। साधारणतः प्रति सप्ताह एक खुराक पर्याप्त होता है। लाभ होने पर दवा बंद कर देनी होगी।

ह्रास वृद्धि—सूर्यास्त से सूर्योदय तक रात में वृद्धि। चलते फिरते रहने पर समुद्र तट पर आराम।

(5) ट्युवर्क्युलिनम

टी.वी. या यक्ष्मा पीड़ित मानव के फुस्फुसीय मवाद से यह दवा तैयार होती है। इसके 200 शक्तिक्रम से नीचे के शक्तिक्रम का अथवा इससे अधिक शक्ति क्रम का प्रयोग बिना सोचे समझे नहीं करना चाहिए। यह गंभीर क्रियाशील दवा है। स्वस्थ शरीर में इसके दुरुपयोग से टी.वी. उत्पन्न हो सकती है। —डॉ. एनश्युट्ज का यह मत है।

चिकित्सकों को डॉ. नेबेल मानट्रयुक्स की यह सावधानी याद रखना चाहिए–"किसी गंभीर रोगी में इस औषधि के प्रयोग के पूर्व पर्याप्त सावधान रहने की जरूरत हैं। जिस प्रकार किसी रोगी को बेहोशी की दवा देने के पूर्व कोई सर्जन दायित्व पूर्ण होता है, उसी तरह इस औषधि के प्रयोग के पूर्व, विशेषतः बच्चों व जराजीर्ण युवाओं के मामलों में सावधान रहना चाहिए। हृदय की स्थिति के प्रति आश्वस्त हुए बगैर इस औषधि का प्रयोग नहीं करना चाहिए।"

जो दवाएं रोगों के विषों से तैयार होती है उन्हें 'नोसोडस' कहा जाता है। ट्यूबर्क्युलिनम 'नोसोड' जाति की एक प्रमुख दवा है।

टी.बी. या यक्ष्मा के फेफड़ों के उन अंशों से भी एक दवा तैयार होती है जहां टी.बी. के बैसिलाई या कीटाणु प्राप्त होते हैं। इसे **'बैसिलिनम'** नाम दिया गया है। यह बहुत तीव्रता से काम करने वाली दवा है एवं प्रभाव में टयुबर्क्युलिनम के लगभग समकक्ष है। किंतु उसके समान नुकसान नहीं करती। इसलिए टयुबर्क्युलिनम की तुलना में अधिक सुरक्षित है।

कुछ चिकित्सक दोनों दवाओं में कोई विशेष भेदन मानकर आवश्यकतानुसार एक दूसरे के बदले एक दूसरे का प्रयोग करते हैं। परन्तु डॉ. एनश्युट्ज ने अपने ग्रंथ 'Old and forgotten remedies' में इनके भेद पर विस्तार से प्रकाश डाला है और बैसिलिनम को टयुबर्क्युलिम से अधिक सुरक्षित माना है।

पक्षियों के बीमार फेफड़े से भी एक दवा तैयार की गयी है जिसे **एवियरी** (Aviare) नाम दिया गया है। इन्फलुएज्जा जनित ब्रांकाइटिस और बच्चों के ब्राकोन्युमोनिया में यह बहुत शानदार दवा सिद्ध हुई है। इससे दुर्बलता और खाँसी समान रूप से घटकर रोगी की भूख बढ़ती है और उसका शरीर सुधर जाता है। जब बढ़ती हुई दुर्बलता के साथ दुर्दमनीय खांसी हो जिससे भय उत्पन्न हो जाय कि रोगी को टी.बी. हो जायेगी 'एवियरी' 100 शक्तिक्रम प्रतिदिन एक बार 5 बूंदों की एक खुराक में देने पर रोगी तेजी से ठीक हो जाता है। डॉ. एनश्युट्ज ने यह दावा किया है। इसका 30 या 200 शक्तिक्रम ही उपयोग करना चाहिए क्योंकि 100 शक्तिक्रम उपलब्ध होना कठिन है। टयुबर्क्युलिनम एवं बेसिलिनम के प्रयोग के पूर्व रोगी के मातृ-पितृ कुल के रोगों का इतिहास लेना चाहिए। यदि रोगी के भाई-बहन, माता-पिता, चाचा-मामा, बुआ-मौसी, आजा-आजी, नाना-नानी में से किसी को भी दमा या इन्स्नोफिलिया या प्लुरिसी या टी.बी. या मृगी या पागलपन की शिकायत रही हो तो ये दोनों औषधियों के प्रयोग के लिए आधार बनता है।

यदि यह आधार प्राप्त होने के बाद ऐसा मालूम हो कि–

(1) रोगी को बार-बार सर्दी हो जाती है ठंड सहन नहीं होती पर उसे खुली हवा खूब पसंद है। और या

(2) रोगी सहज में गुस्सा हो जाता है और अस्थिरमति है। और/या

(3) रोगी घुमक्कड़ स्वभाव का है। एक जगह रहना उसे पसंद नहीं। और/या

(4) उसके कष्ट विशेष रूप से सुबह बढ़ते हैं अथवा रात में।

तो, टयुर्क्युलिनम अथवा बैसिलिनम का निर्भय होकर प्रयोग करना चाहिए। इन दवाओं के समुचित प्रयोग से वे रोगी, जो अच्छा खाना खाने के बाद भी तेजी से जीर्णशीर्ण हो रहे हों, जिनका वजन घट रहा हो एवं जिन्हें टी.बी. याने यक्ष्मा होने का भय है, तेजी से ठीक हो जाते हैं।

एक युवती को माहवारी कम आती थी। उसके टान्सिल बढ़े हुए थे। चेहरा विवर्ण होने के साथ कमजोर होती जा रही थी। थोड़े से परिश्रम से हाँफने लगती। उसकी बड़ी बहन कुछ ही वर्ष पूर्व यक्ष्मा से मर गयी थी। पल्सेटिला जैसी दवाएं विफल हो जाने पर उसे टयुबर्क्युलिनम 1000 शक्तिक्रम की दवा दी गयी। तेजी से सुधार आ गया। उत्साह से स्कूल जाने लगी।—डॉ. नैश।

एक सात माह का बच्चा मस्तिष्क जल संचय के रोग पीड़ित था। जल संचय के कारण उसका सिर बहुत बड़ा वयस्कों जैसा हो गया था। आँखें ऊपर की ओर घूमी हुई थी और बाहर आ गयी थी। जड़वत था। लगातार काँख रहा था। पारिवारिक इतिहास लेने पर पता चला कि उसकी कई मौसियाँ यक्ष्मा की शिकार हो गयी थी। टयुबर्क्युलिनम 1000 एक खुराक देने पर असाधारण सुधार सामने आया।—डॉ. नैश।

एक महिला चार वर्षों से अस्वस्थ थी। परिवार, पति और संतानों के प्रति उसका नैसर्गिक प्रेम समाप्त हो गया था। चिढ़चिढ़ाती थी—कोई भी काम नहीं करना चाहती थी। मानसिक परिश्रम से सिर के पिछले हिस्से में दर्द होने लगता था। यक्ष्मा का इतिहास मिला। मुझे शंका हुई कि उसके मस्तिष्क में यक्ष्मा की गुटिकाएं होंगी। मैंने कुछ कुछ दवाएं देते हुए उसका लगातार छह माह तक अध्ययन किया। फिर मैंने उसे टयुबर्क्युलिनम वोविनम 10 हजार शक्तिक्रम में खिलाया। इससे उसे भारी लाभ हुआ। वह स्वयं बोलने लगी कि उसे नया जीवन मिला। लम्बे अंतराल पर दवा दुहरायी गयी एवं बाद में लम्बे अंतराल पर 50 हजार शक्तिक्रम दिया गया। अब वह एक नयी महिला है। —डॉ. जे.टी. केंट।

''वंश दोष से जिन्होंने यक्ष्मा की प्रवृत्ति प्राप्त की है उन्हें टयुबर्क्युलिनम तब देना चाहिए जब इस औषधि के अन्य लक्षण भी मिले। इस औषधि से वंशदोष समाप्त हो सकता है। वंशदोष दूर करने बच्चों तथा तरुणों को दो-दो खुराक टयुबर्क्युलिनम वोविनम 10 हजार, 50 हजार एवं 1 लाख लम्बे अंतराल पर देना चाहिए।

''उन्माद एवं यक्ष्मा आपस में परिवर्तित होने वाली अवस्थाएं हैं। जब व्यक्ति पागलपन के करीब हो, टयुबर्क्युलिनम आरोग्य करेगा।'' —डॉ. जे.टी. केंट।

एडिसन्स डीजिज में, जिसमें शरीर में पीतल के रंग के दाने के उभर आते हैं और साथ में रक्तहीनता के साथ अत्यधिक सुस्ती रहती है, एलोपिसिया में, जिसमें सिर के बाल उधाड़कर स्थान-स्थान में खल्वाट के चिह्न उत्पन्न होते हैं, मन और शरीर का विकास समुचित रूप में न होने में, दाद में, न्यूमोनिया में, यक्ष्मा में, दांतों की अपूर्ण बनावट में, त्वचा में जुए उत्पन्न होने में, आदि अनेक कष्टों में बैसिलिनम का सफल प्रयोग होता है। बैसिलिनम का सर्वप्रथम व्यापक प्रयोग डॉ. बर्नेट ने किया। डॉ. बर्नेट दाद के लिए बैसिलिनम को एक विशिष्ट दवा का स्थान देते रहे हैं। वे इसे आंतरिक यक्ष्मा दोष का प्रगट रूप मानते रहे हैं। दाद के रोगियों को पंद्रह दिनों या तीन सप्ताहों में बैसिलिनम 200 की एक-एक खुराक खिलाने पर दाद बिना बाह्य प्रयोग के मिट जाता है और दाद दूर होने के साथ शरीर भी दुरुस्त हो जाता है। यक्ष्मा रोगियों को आवश्यकतानुसार लम्बे अंतराल से बैसिलिनम देने के साथ-साथ कैल्केरिया फास 3x या 6x प्रति चार घंटे देने पर तेजी से लाभ होता है। डॉ. बर्नेट बैसिलिनम से आरोग्य हुए रोगियों को सुबह शाम हाइड्रेस्टीस मूल अर्क 5 बूंद प्रति मात्रा देने की भी सिफारिश करते हैं। यह माना गया है कि टयुबर्क्युलिनम या बैसिलिनम से आरोग्य हुए यक्ष्मा रोगी को हाइड्रेस्ट्रीस मूल अर्क सेवन कराने पर उसका मोटापा और वजन बढ़ जाता है।

सात-आठ वर्ष के एक बालक को दमा जैसा श्वास कष्ट हो रहा था। कुछ दिनों तक एक नामी एलोपैथी चिकित्सक ने चिकित्सा प्रदान की। पर लाभ नहीं हुआ। मेरे पास लाये जाने पर बैसिलिनम प्रयोग के लक्षण मिले। कुल एक खुराक 200 शक्तिक्रम में दी गयी। तेजी से ठीक हो गया। सालों से ठीक है। (लेखक)

''बैसिलिनम बहुत तेजी से कार्य करने वाली दवा है। असर तत्काल मिलना चाहिए। यदि न मिले तो दुहराना बेकार है।''—डॉ. विलियम बोरिक।

मैं पुरानी सर्दी के उन रोगियों को जिन्हें बार बार छींक आती है और जिनकी नाक से रंगहीन तरल निकलता रहता है, वंशदोष का इतिहास मिलने पर टयुबर्क्युलिनम 200 एक खुराक देकर तीन-चारा सप्ताहों के लिए नेट्रम म्युर 6 शक्तिक्रम प्रति चार घंटे से देता हूं। इस पद्धति से मैंने अनेक रोगियों को राहत पहुंचाने में सफलता अर्जित की। (लेखक)

शक्तिक्रम—टयुबर्क्युलिनम हो या बैसिलिनम 200 शक्तिक्रम एक सप्ताह में एक खुराक दिया जाना पर्याप्त होता है। लम्बे अंतराल पर आवश्यकतानुसार देना चाहिए। सप्ताह पूरा होने से पहले दुबारा प्रयोग नुकसानदेह हो सकता है।

ह्रास-वृद्धि—प्रातःकाल या रात में, तथा ठंड से वृद्धि।

खुली हवा में आराम।

●●●